U0353812

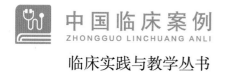

中国临床案例
ZHONGGUO LINCHUANG ANLI

临床实践与教学丛书

肿瘤多学科诊疗系列丛书
总主编 于金明

肺癌MDT典型病例

主　编　邢力刚　王哲海

上海科学技术文献出版社
Shanghai Scientific and Technological Literature Press

图书在版编目（CIP）数据

肺癌 MDT 典型病例 / 邢力刚，王哲海主编 . -- 上海：
上海科学技术文献出版社，2024. -- (中国临床案例).
ISBN 978-7-5439-9177-4

Ⅰ . R734.2

中国国家版本馆 CIP 数据核字第 202480PW00 号

策划编辑：张　树
责任编辑：应丽春
封面设计：李　楠

肺癌 MDT 典型病例

FEIAI MDT DIANXING BINGLI

主　　编：邢力刚　王哲海
出版发行：上海科学技术文献出版社
地　　址：上海市淮海中路 1329 号 4 楼
邮政编码：200031
经　　销：全国新华书店
印　　刷：河北朗祥印刷有限公司
开　　本：787mm × 1092mm　1/16
印　　张：14.75
版　　次：2024 年 7 月第 1 版　2024 年 7 月第 1 次印刷
书　　号：ISBN 978-7-5439-9177-4
定　　价：238.00 元

http://www.sstlp.com

《肺癌 MDT 典型病例》
编委会

总主编
于金明

主　编
邢力刚　山东第一医科大学附属肿瘤医院
　　　　（山东省肿瘤医院）
王哲海　山东第一医科大学附属肿瘤医院
　　　　（山东省肿瘤医院）

编　委
（按姓氏拼音排序）

鲍　彰　浙江大学医学院附属第一医院
陈海洋　河南省肿瘤医院
程　颖　吉林省肿瘤医院
程云杰　河北医科大学第四医院
丛晓凤　吉林大学白求恩第一医院
崔亚云　中国科技大学附属第一医院
方　瑛　江苏省肿瘤医院
葛　红　河南省肿瘤医院
郭　珺　山东第一医科大学附属肿瘤医院
韩　晓　山东第一医科大学附属肿瘤医院
井绪泉　山东第一医科大学附属肿瘤医院
李为民　四川大学华西医院

李玉苹　温州医科大学第一临床医学院附属第一医院

刘　凯　新疆医科大学附属肿瘤医院

刘雅洁　北京大学深圳医院

刘子玲　吉林大学白求恩第一医院

孟　雪　山东第一医科大学附属肿瘤医院

孟祥姣　山东第一医科大学附属肿瘤医院

倪建佼　复旦大学附属肿瘤医院

潘跃银　中国科技大学附属第一医院

宋平平　山东第一医科大学附属肿瘤医院

孙良超　山东第一医科大学附属肿瘤医院

唐　宁　山东第一医科大学附属肿瘤医院

陶　丹　重庆大学附属肿瘤医院

滕菲菲　山东第一医科大学附属肿瘤医院

田　田　中国科学技术大学附属第一医院

王　军　河北医科大学第四医院

王　旭　河南省肿瘤医院

王　迅　北京大学人民医院

王　莹　吉林省肿瘤医院

王海永　山东第一医科大学附属肿瘤医院

王琳琳　山东第一医科大学附属肿瘤医院

王启鸣　河南省肿瘤医院

王若峥　新疆医科大学附属肿瘤医院

王树滨　北京大学深圳医院

王振丹　山东第一医科大学附属肿瘤医院

吴永忠　重庆大学附属肿瘤医院

谢丛华　武汉大学中南医院

熊安稳　上海市东方医院

徐　禹　武汉大学中南医院

杨　帆　北京大学人民医院

张　衍　四川大学华西医院

张冬青　温州医科大学附属第一医院

张建军　山东第一医科大学附属肿瘤医院

赵凯凯　山东第一医科大学附属肿瘤医院

周国仁　江苏省肿瘤医院

周彩存　上海市东方医院

周凤睿　北京大学深圳医院

周建英　浙江大学医学院附属第一医院

朱　慧　山东第一医科大学附属肿瘤医院

朱正飞　复旦大学附属肿瘤医院

邹　兵　山东第一医科大学附属肿瘤医院

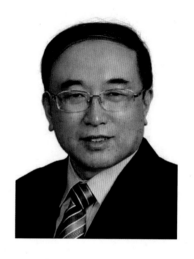

　　于金明，中国工程院院上，医学博士。现任山东第一医科大学（山东省医学科学院）名誉校（院）长。中国共产党第十七次全国代表大会代表、全国劳动模范，第十届、第十二届、第十三届全国人民代表大会代表。

　　兼任中国临床肿瘤学会候任理事长，中国抗癌协会肿瘤多学科诊疗（MDT）专业委员会主任委员，山东省抗癌协会理事长，山东省临床肿瘤学会理事长，山东省院士专家联合会会长，山东省高层次人才促进会会长。《中华肿瘤防治杂志》等多家杂志主编或副主编。

主编简介

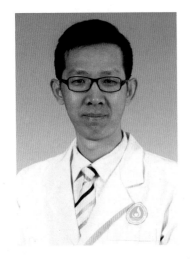

邢力刚，主任医师，博士研究生导师。现任山东第一医科大学附属肿瘤医院副院长。

兼任中华医学会放射肿瘤学分会委员，CSCO副秘书长、肿瘤放疗专家委员会副主任委员，山东省医学会肿瘤放射治疗学分会主任委员，山东省抗癌协会肿瘤营养与支持治疗专业委员会前任主任委员，山东省医院协会肿瘤临床研究专业委员会主任委员。

王哲海，主任医师。

兼任中国初级医疗保健基金会基层肿瘤防治专委会主任委员，中国临床肿瘤学会常务理事，中国临床肿瘤学会非小细胞肺癌专家委员会副主任委员，中国临床肿瘤学会抗肿瘤药物安全专家委员会副主任委员，中国医促会胸部肿瘤分会副主任委员，山东抗癌协会常务理事，山东省癌症中心副主任，山东省抗癌协会肺癌分会主任委员。

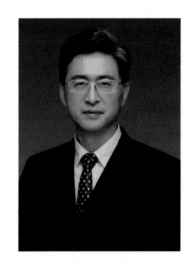

前　言

最新的流行病学数据显示，无论是全球范围还是我国，肺癌的发病率仍占据首位。近年来，随着医学的不断发展、各项诊疗技术的不断进步，我国肺癌的5年生存率有了一定程度的提升，但总体疗效仍不令人满意。面对这种现状，我们从肺癌研究和诊治的同道们却愿意知难而上，从临床和患者的需求出发，既坚持了相关的基础研究，同时关注搜集典型病例，采用各种常规或先进的检查手段和治疗手段，给予患者恰当的诊断和治疗。

本书收集了30例具有代表性的典型病例，尽可能地涵盖了肺癌的各期别，注重多学科诊疗的规范化、个体化。每个病例分别从病例摘要、入院诊断、诊疗经过及诊疗经验四个方面对病例进行了层层深入解析，其亮点在于诊疗经验。整个治疗过程中都附有图片，使读者能够更清晰地了解每个病例的诊治过程。

参与本书编写的专家在肺癌诊治领域长期从事临床实践工作，有丰富的一线诊疗经验。本书对病例做了详尽的解析，梳理诊疗思路，理清治疗脉络，启发临床思维，呈现给大家凝练的知识、经验和诊治智慧。希望本书能够给肺部肿瘤专业的医生提供丰富的临床工作经验，对他们今后的临床实践有所裨益。这种研究精神尤为可贵，相信有更多肺部肿瘤的难点被攻克，使更多的患者从中受益。

本书参编人员都是长期工作在临床一线的专家、学者，具有丰富的临床经验。衷心感谢他们的辛勤付出！

由于时间仓促，且书中作者均承担着繁重的临床工作，文中存在的纰漏和瑕疵，希望广大同仁能够海涵并斧正。

编　者

2024年6月

多学科诊疗（MDT）是恶性肿瘤临床诊疗的一种国际标准模式。通过MDT提高诊断、治疗的规范性，是提升恶性肿瘤疗效的重要途径。我院近年来不断完善MDT流程，全面实施肿瘤患者大型会议多学科会诊（MDT）工作，目前已覆盖肺癌、食管癌、乳腺癌、肝胆胰肿瘤、胃和结直肠肿瘤、头颈部肿瘤、妇科肿瘤等主要瘤种，为所有首诊患者提供固定时间、固定地点、固定专家和规范化、高端化、同质化的免费会议MDT，为了使每一位患者受益，专家们经常连续工作7~8个小时，两个包子一碗汤，加班到晚上九点！

肺癌是我国发病率和死亡率第一位的恶性肿瘤，从早期、局部晚期和晚期肺癌，MDT均发挥中重要作用。本书汇集了来自国内多家医疗单位肺癌诊疗科室专家整理的MDT典型病例。每一个病例中，从详细的询问病史、仔细的体格检查及相关的辅助检查，到寻找肺癌发展的蛛丝马迹，并给予相应的诊治。通过这些典型病例的诊治，传递目前肺癌的临床特点、诊断及鉴别诊断、治疗进展、预防及预后，并提供各学科诊治的临床思路。

希望汇集的这些典型病例能够起到举一反三的效果，对于广大肿瘤科医生和研究生、住院医师规范化培训学员等，起到一定的借鉴价值。

中国工程院院士

山东第一医科大学附属肿瘤医院院长

中国临床肿瘤学会（CSCO）候任理事长

2024年6月

目　录

第一章　小细胞肺癌

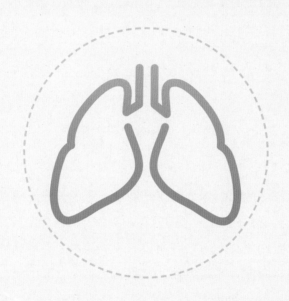

病例1　局限期小细胞肺癌的同步/序贯放化疗联合免疫治疗

一、病例摘要

基本信息： 患者女性，46岁，PS评分1分。2019年4月因"间断胸闷、干咳半月余"入院。

现病史： 患者2019年4月出现间断胸闷、干咳，症状持续并有加重倾向，无气喘、胸痛、声嘶、呛咳、呼吸困难等伴发症状，当地医院行胸部CT检查示：右肺下叶可见不规则肿物。

既往史： 无特殊。

二、入院诊断

右肺肿物待查。

三、诊疗经过

1. 入院检查及治疗　胸部CT示右肺下叶肿块，考虑恶性（64mm×57mm），右肺门及纵隔多发淋巴结，部分肿大，考虑转移。头颅MRI未见脑转移。ECT未见骨转移。支气管镜（病例1图1）：右肺中、下叶管口见新生物、管腔狭窄。组织病理（病例1图2）：（右肺）小细胞癌；免疫组化：CK核旁（+），CK7（−），TTF-1（+），NapsinA（−），CK5/5（−），P40（−），SyN（+），CD56（+），CgA（−），Ki-67（+90%）。初步诊断：原发性右肺小细胞癌（局限期）。

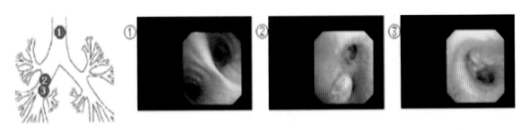

病例1图1　支气管镜检查

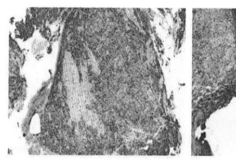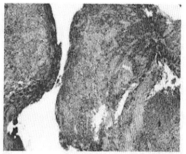

病理诊断：
　　（右肺）差分化癌，小细胞癌待排除。
　　　建议标记：CK，CK7，TTF-1，NapsinA，CK5/6，P40，
SyN，CD56，CgA，Ki-67协诊。
补充报告：
　　（右肺）结合形态及免疫组化支持：小细胞癌。
免疫组化：CK 核旁+，CK7 -，TTF-1 +，NapsinA -，
CK5/6 -，P40 -，SyN +，CD56 +，CgA -，Ki-67+90%

病例1图2　组织病理

2. 多学科协作　予依托泊苷0.17g/d1~d3＋顺铂（d1/60mg，d2/70mg）化疗6周期，并先后行同步胸部放疗（6MV-X线适形调强照射肺部病变及纵隔淋巴结，放疗剂量DT 45Gy/15f/bid）和全脑预防性照射（25Gy/10f）。2019年9月疗效评价接近完全缓解（CR）（病例1图3）。

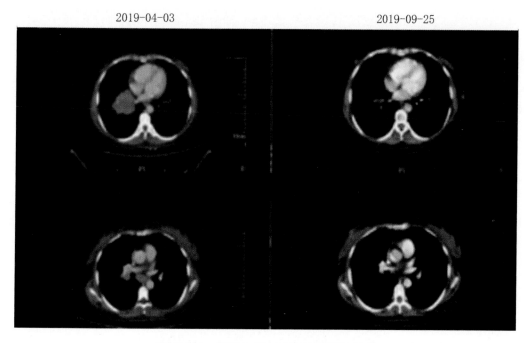

2019-04-03　　　　　　　　　　2019-09-25

病例1图3　基线与2019年9月胸部CT比较

2019年10月，患者复查胸部CT（病例1图4）：示右肺下叶支气管周围软组织影，较前范围增大，远端阻塞性肺炎，较前范围增大。PET图像示右肺癌放化疗后，右肺下叶近肺门处不规则片状密度增高影，代谢活跃，结合病史资料，肺恶性病变（复发？）可能性大。头颅MRI未见颅脑转移（病例1图5）。

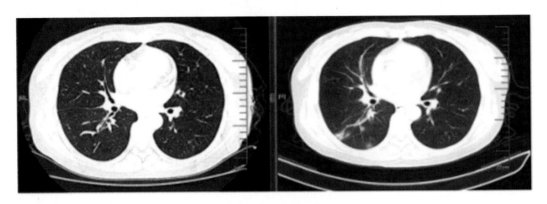

病例1图4　复查胸部CT

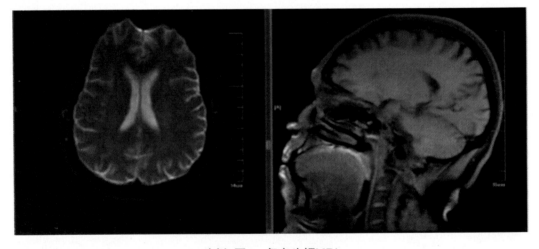

病例1图5　复查头颅MRI

院内多学科会诊：建议手术治疗。遂于2019年12月18日行"胸腔镜下右肺中下叶切除＋系统淋巴结清扫术"。术后病理示右肺中下叶纤维胶原组织增生，伴淋巴细胞、组织细胞浸润及多核巨细胞反应、肺泡间隔增宽、肺泡上皮反应增生，其间见极少许严重挤压、退变、核深染细胞巢，符合化疗后改变；支气管切缘干净；2、4组淋巴结（0/6），7组淋巴结（0/7），10组淋巴结（0/1），11组淋巴结（0/1），12组淋巴结（0/1）。2020年1月14日行胸部CT示病情稳定。

3．术后定期随访

2020年1月14日，胸部CT（病例1图6左图）。

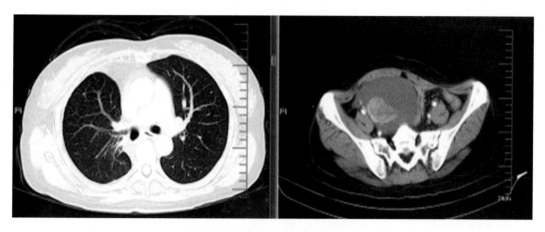

病例1图6　2020年1月14日胸部CT

2020年2月19日，患者发现左颈部包块（锁骨上淋巴结），当地医院予颈部肿块切除活检，病理免疫组化支持SCLC。查PET-CT较前变化不大。予紫杉醇260mg/d1＋卡铂750mg/d1治疗4周期，行颈部淋巴结放疗（6MV-X线适形调强放疗，DT 60Gy/30f）。2020年5月复查胸部CT及颅脑MRI（病例1图7）示病情稳定。

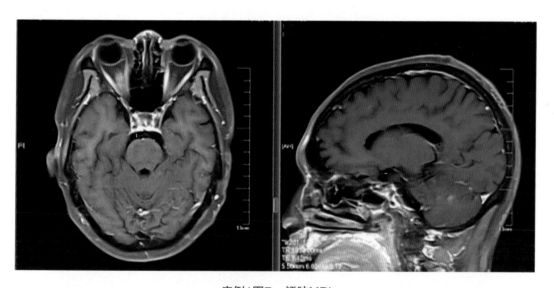

病例1图7　颅脑MRI

2020年7月24日，患者复查胸腹盆CT示：盆腔内囊实性肿块，囊腺瘤不除外（病例1图6右图）。于2020年7月28日行"腹主动脉旁淋巴结清扫＋双侧盆腔淋巴结清扫＋大网膜切除加双附件切除＋小肠修补＋肠粘连松解术"。术后病理示双侧卵巢组织内见低分化神经内分泌浸润/转移，结合病史，符合小细胞癌浸润/转移。予阿替利珠单抗1200mg/d1＋盐酸安罗替尼12mg/d1～d14治疗3周期。2020年9月23日复查CT示病情稳定（病例1图8）。

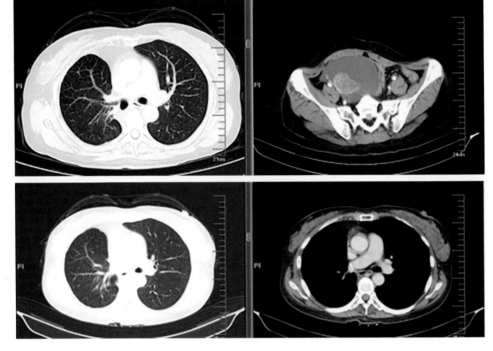

病例1图8　2020年9月胸部及盆腔CT

2020年9月24日，患者复查头颅MRI示小脑半球左侧结节（病例1图9），考虑颅内转移。因暂无头晕、头痛等不适，继续原方案"阿替利珠单抗＋安罗替尼"治疗。2021年2月4日头颅MRI示小脑半球左侧结节较前略缩小、强化程度减低（病例1图10）。治疗期间患者曾于2021年6月14日因严重"腹泻"暂停阿替利珠单抗1次，仅安罗替尼治疗1周期。症状缓解后再次给予联合治疗，未再次出现腹泻症状。定期复查血常规、肝肾功能、甲功、心肌酶谱等未见异常。

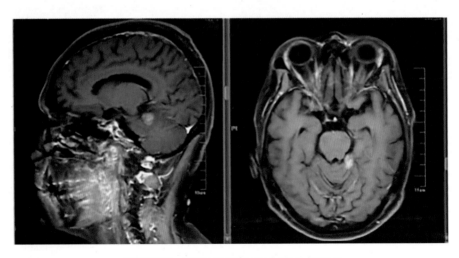

病例1图9　2020年9月24日复查头颅MRI

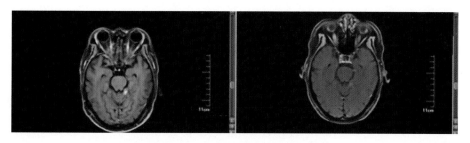

病例1图10　2021年2月4日复查头颅MRI

2021年7月28日，复查头颅MRI示左侧小脑异常信号较前范围增大（病例1图11），遂行脑转移灶立体定向放射外科治疗（SRS），DT 20Gy/5f。2021年10月20日复查头颅MRI未见异常信号影（病例1图12）。

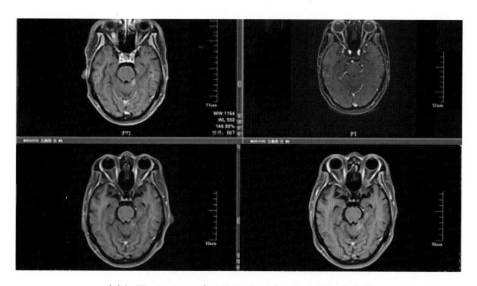

病例1图11　2021年3月至2021年7月头颅MRI变化

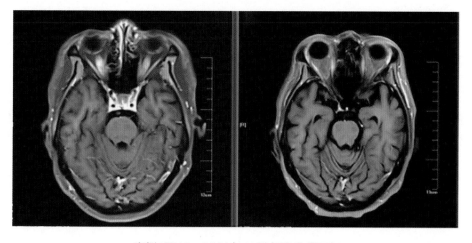

病例1图12　2021年10月复查头颅MRI

2021年10月21日，复查胸部CT示右肺中下叶切除术后改变，支气管残端和右残肺少许软组织影，考虑术后改变，较前相仿，右残肺结节状软组织影，较前略大（病例1图13）。

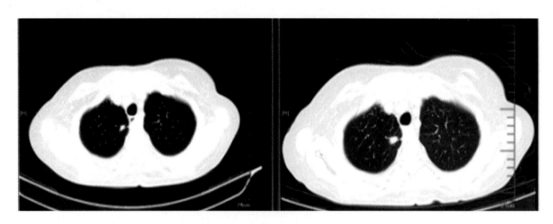

病例1图13　2021年10月21日复查胸部CT

四、诊疗经验

小细胞肺癌（SCLC）是病理类型较为特殊的一类肺癌，属于神经内分泌肿瘤，免疫组化标志物常选用CD56、Syn、CgA、Ki-67和TTF-1。虽然SCLC对放疗和化疗敏感，治疗有效率达60%～80%，但大部分患者在治疗结束后易发生转移或复发。本例患者在经过同步放化疗治疗后病情复发，先后经过手术、放疗、免疫治疗后病情获得稳定，多学科诊疗在医疗决策中发挥了重要作用。因此，对于小细胞肺癌的患者应当采取多学科综合治疗和个体化治疗相结合的原则，根据患者的病情变化合理应用放化疗、免疫、手术等方案最大程度控制肿瘤进展及延长患者的生存时间。

（一）放射治疗方面

对于不可手术的局限期SCLC，化疗同步胸部放疗是目前的标准治疗方案，其中化疗方案为依托泊苷＋顺铂/卡铂，胸部放疗建议在化疗的第1～2个周期尽早介入，即初始治疗就行同步放疗，或先行2个周期诱导化疗后行同步化放疗。如果患者不能耐受，也可行序贯化放疗。对于广泛期SCLC患者，远处转移灶经化疗控制后加用胸部放疗也可以提高肿瘤控制率，延长生存期。

由于SCLC易发生脑转移，早期行预防性全脑照射（PCI）或可改善预后。但临床上对于局限期患者是否需行PCI尚存在不同观点。我国《原发性肺癌诊疗指南（2022年版）》推荐，局限期SCLC患者在胸内病灶经治疗达到完全缓解或部分缓解后进行PCI治疗。既往也有研究显示，PCI在化疗疗效良好的基础上可降低SCLC的脑转移风险。但

2023版《CSCO小细胞肺癌诊疗指南（2023版）》下调了PCI在$T_{1\sim2}$、N_0局限期SCLC中的推荐级别，由于多项回顾性研究显示，PCI给接受根治性手术和系统化疗的Ⅰ期SCLC患者带来的生存获益较低。因而，局限期SCLC是否需要进行PCI，尚值得多学科商榷。

本例患者入院时诊断为局限期原发性右肺小细胞癌，疾病进展后经MDT讨论，最终采用手术、放疗、免疫治疗等多种疗法获得了疾病缓解，这体现了多学科诊疗和个体化治疗的必要性和临床价值。但患者PCI后仍发生了脑转移，也提示PCI的时机、剂量等设计仍需大量临床研究探索。现如今，免疫治疗联合放疗策略已经给非小细胞肺癌（NSCLC）带来了显著生存期获益，但目前其在局限期SCLC中尚未获得权威推荐。尽管本例患者的治疗体现了免疫联合放疗在SCLC患者中取得良好效果。但免疫治疗与放疗的联合策略仍有诸多细节亟待临床研究探索。

（二）手术治疗方面

1973年，一项随机对照研究显示，手术治疗并未给早期SCLC患者带来优于放疗或化疗的生存获益。随后的30余年中，SCLC的手术率从47%急剧下降到16%左右，多项研究和文献均不推荐手术治疗作为早期SCLC的优选方案。但手术真的不适用于局限期SCLC吗？

50余年来，医学技术发展和治疗药物的更新推动着诊疗理念的进步，合理的分期方法有效减少了"无效手术"，疗效更优的药物带来了更高质量的术后"保驾护航"，大样本量的回顾性研究也让外科手术逐渐受到重视。2020年世界肺癌大会（WCLC）上Azar等公布的回顾性研究和2021年美国临床肿瘤学会（ASCO）年会上公布的数据库分析都显示手术疗效可优于放化疗，也是延长OS的积极因素之一。美国国立综合癌症网络指南也推荐临床Ⅰ期（$T_{1\sim2}$，N_0M_0）的SCLC患者行手术治疗。

站在TNM分期的新起点上，外科手术能用于SCLC治疗的主要原因在于其三方面作用。一是能控制局部残留病灶，二是能协助诊断混合肿瘤（SCLC和NSCLC等其他类型混合），三是作为姑息疗法用于EP方案化疗后耐药的SCLC病灶。

本例患者第一次手术发生于复查PET-CT后怀疑原发病灶复发，但术后病理结果阴性。第二次手术为怀疑盆腔等部位的远处转移，结果病理诊断支持转移。这也提示手术适应证和手术时机的选择仍需要临床继续探索，也需要多学科参与共同决策。

（供稿：河南省肿瘤医院　陈海洋）

（审稿：河南省肿瘤医院　王启鸣）

参考文献

[1]国家卫生健康委办公厅.原发性肺癌诊疗指南（2022年版）[J].协和医学杂志，2022，13（4）：549-570.

[2]Van Meerbeeck Jan P，fennell dean A，De Ruysscher DIRK KM.Small-cell lung cancer）[J].Lancet，2011，378（9804）：1741-1755.

[3]Yang Y，Zhang D，Zhou X，et al.Prophylactic cranial irradiation in resected small cell lung cancer：A systematic review with meta-analysis[J].J Cancer，2018，9（2）：433-439.

[4]Fox W，Scadding JG.Medical Research Council comparative trial of surgery and radiotherapy for primary treatment of small-celled or oat-celled carcinoma of bronchus.Ten-year follow-up[J].Lancet，1973，2（7820）：63-65.

[5]Lad T，Piantadosi S，Thomas P，et al.A prospective randomized trail to determine the benefit of surgical resection of residual disease following response of small cell lung cancer to combination chemotherapy[J].Chest，1994，106：320-323.

[6]陈克能.小细胞肺癌的外科治疗需要重新审视[J].中国胸心血管外科临床杂志，2021，28（11）：1261-1266.

病例2　局限期小细胞肺癌的免疫联合化疗序贯免疫治疗

一、病例摘要

基本信息：患者女性，55岁。2021年7月2日因"右颈部肿物1周，发现右肺占位3天"初诊。

现病史：患者2021年6月发现右颈部肿物，于外院行颈部淋巴结穿刺，病理诊断：（颈部）小细胞癌，结合免疫组化肺来源可能性大。免疫组化：CD56（3+），Cg-A（3+），Syn（3+），LCA（3+），TTF-1（3+），CD117（2+），Ki-67（约80%）。胸部CT（病例2图1）示：右肺下叶及右肺门区多发占位，考虑肺癌；双侧锁骨上区、右肺门及纵隔多发淋巴结肿大，考虑转移瘤；6月28日PET-CT（病例2图2）示：右肺下叶软组织结节影，伴FDG代谢增高，双侧锁骨上区纵隔及右侧肺门多发肿大淋巴结，伴FDG代谢增高。为进一步诊治收住院。

既往史：既往有痔疮病史。

个人史、家族史：否认吸烟饮酒史，否认肿瘤及遗传病家族史。

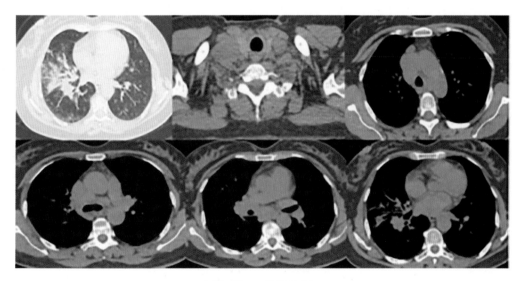

病例2图1　外院胸部CT

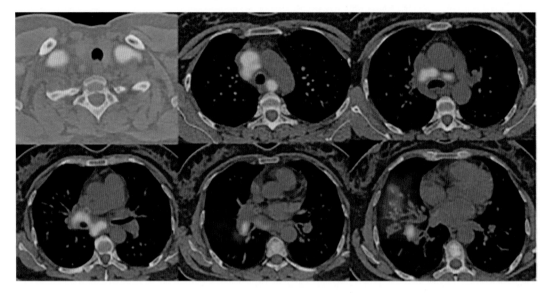

病例2图2　外院PET-CT

二、入院诊断

右肺小细胞肺癌 $cT_1N_3M_0$ ⅢB期 局限期；

右肺门、纵隔、双锁骨上淋巴结转移癌。

三、诊疗经过

（一）入院检查及治疗

会诊PET：考虑原发右肺下叶恶性肿瘤，并多发肿大淋巴结转移。会诊病理：（颈部）小细胞神经内分泌癌。肿瘤标志物：CEA 12ng/ml，CYFRA21-1 4.82ng/ml，NSE 77.2ng/ml，ProGRP 1841pg/ml。颅脑MRI：扫描未见确切异常。肺功能（病例2图3）：小气道通气功能障碍，肺弥散功能正常。

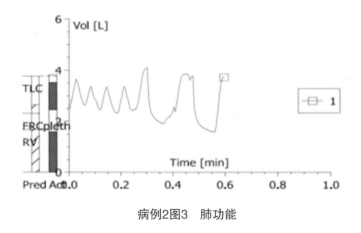

病例2图3　肺功能

（二）多学科会诊意见

参照2023 CSCO小细胞肺癌诊疗指南，对于分期超过$T_{1\sim2}N_0$且PS 0～2的局限期小细胞肺癌患者，Ⅰ级推荐化疗同步/序贯放疗，化疗方案可选依托泊苷联合顺铂/卡铂，Ⅱ级推荐达到CR或PR的患者接受预防性脑放疗（PCI）。予患者诱导化疗2周期后同步放化疗，6周期后若无进展，建议PCI。

遵MDT会诊意见，诱导化疗2周期后复查CT（病例2图4）提示疾病缓解，予同步放化疗（病例2图5），放疗计划评价包含6方面：①审核各种感兴趣区（ROI）的勾画范围和精度，包括肿瘤区和危及器官（GTV<CTV<PTV）；②CT图像上逐层（2D）或在BEV界面（3D）观察等剂量线的分布；剂量体积直方图（DVH）评估（至少95%的体积接受处方剂量的照射，实际97.02%）；③确定危及器官，优先考虑位次、并行、串行器官（双肺：V5 47.5%、V20 23.4%、MLD 11.98Gy，心脏：V30 21.1%、V40 8.8%、Dmean 15Gy，脊髓：D_{max} 32.4Gy）；④评估放疗的射野设定和实施技术（8野，IMRT）；⑤PTV内冷点和PTV以内及PTV以外的热点（热点不超过处方剂量的110%，GTV内的热点是可以接受的，尽量兼顾适形度与均匀性）；⑥再次确定处方总剂量和分割剂量（DT 45Gy/30fx，bid）。6周期化疗后评估疗效达PR（病例2图6），并予PCI（病例2图7、图8）。

2022年5月4日复查提示疾病进展（PD），右肺下叶、肝及脑转移（病例5图9）。

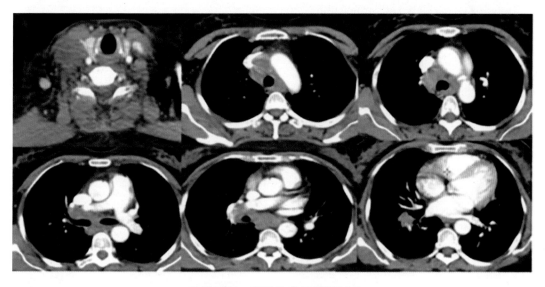

病例2图4 诱导化疗2周期后CT

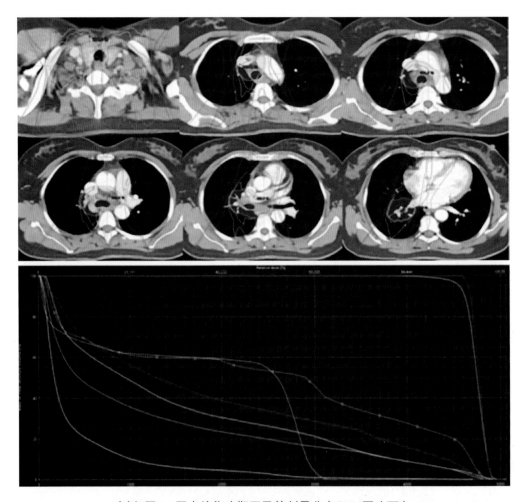

病例2图5　同步放化疗靶区及等剂量分布DNH图（下）

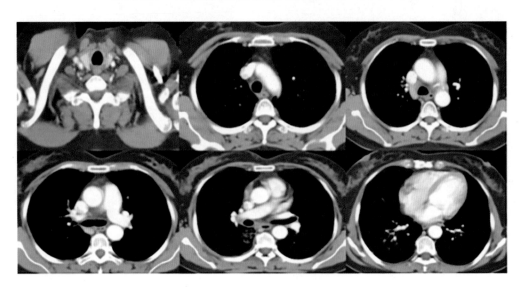

病例2图6　六周期化疗后胸部CT

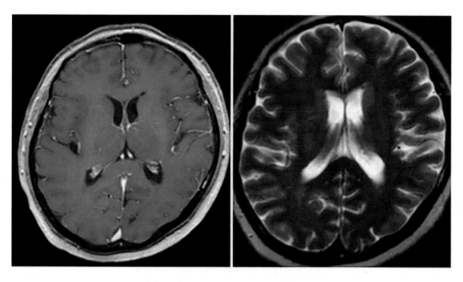

病例2图7 六周期化疗后颅脑MRI

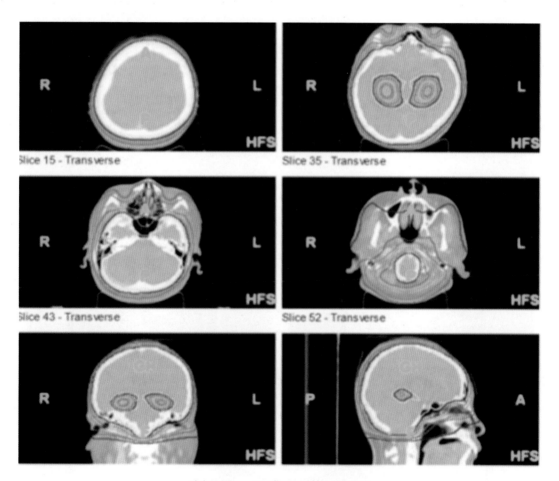

病例2图8 PCI靶区及等剂量曲线

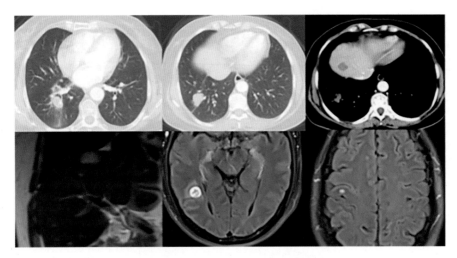

病例2图9　2022年5月4日影像学表现

参照《CSCO小细胞肺癌诊疗指南（2023版）》，对于广泛期伴脑转移但无症状的小细胞肺癌患者，Ⅰ级推荐免疫联合EC方案化疗后全脑放疗，IMpower133研究及IMbrella A扩展研究结果显示，阿替利珠单抗联合化疗治疗广泛期小细胞肺癌可获得持久的生存获益，针对本例患者，予阿替利珠单抗联合化疗后免疫维持治疗。

2022年6月28日（治疗2周期后）复查提示疾病缓解（病例2图10），8月16日（治疗4周期后）复查提示疾病持续缓解（病例2图11），8月17日开始阿替利珠单抗1200mg免疫维持治疗。10月24日（维持治疗2个月）复查疾病稳定（病例2图12）。2023年1月4日（维持治疗4个月）复查发现右侧颞叶新发转移灶，原右肺癌治疗后病变显示欠清，肝转移瘤治疗后显示不清，原脑转移瘤显示欠清（病例2图13），予新发脑转移灶局部放疗剂量20Gy/1fx（病例2图14）。

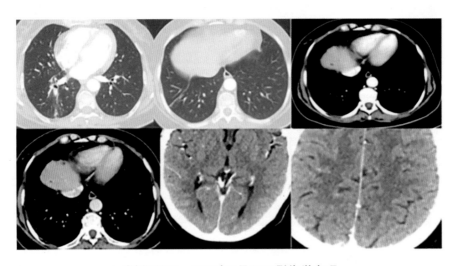

病例2图10　2022年6月28日影像学表现

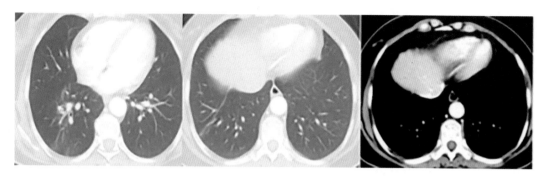

病例2图11 2022年8月16日肺部CT

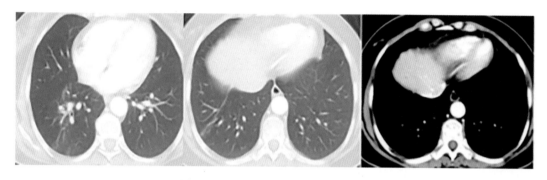

病例2图12 2022年10月24日肺部CT

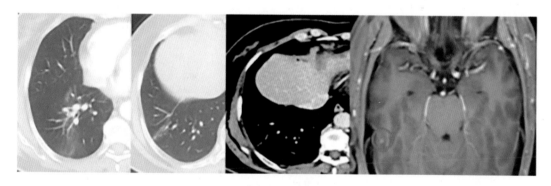

病例2图13 2023年1月4日影像学表现

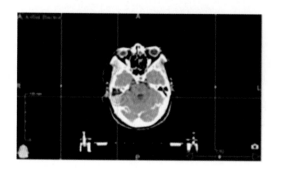
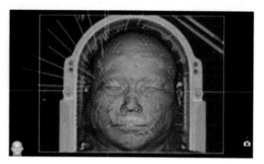

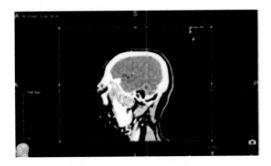
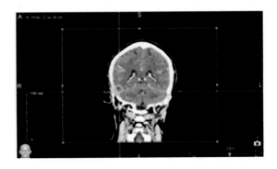

病例2图14　新发脑转移灶放疗

　　2023年4月7日（维持治疗8个月）复查右侧颞叶新发转移灶消失，余病灶稳定（病例2图15）。6月13日（维持治疗10个月）复查病情稳定（病例2图16）。9月14日（维持治疗13个月）复查病情稳定（病例2图17）。截至病例分享（2023年12月），总生存期已达2.5年，且病情稳定。

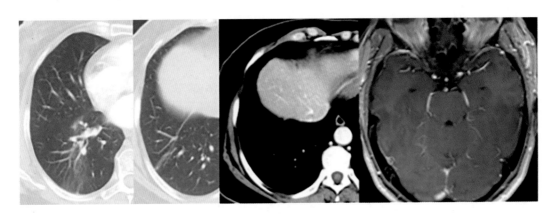

病例2图15　2023年4月7日影像学表现

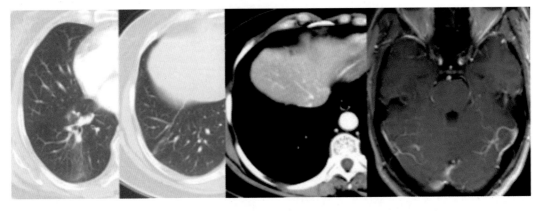

病例2图16　2023年6月13日影像学表现

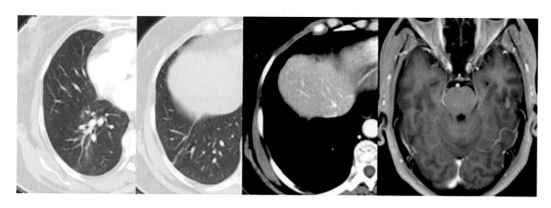

病例2图17 2023年9月14日影像学表现

四、诊疗经验

小细胞肺癌（SCLC）约占肺癌的15%，全球每年新增约27万例，具有恶性程度高、异质性强、进展快、易转移的特点，预后差。70%的SCLC在诊断时已处于广泛期，而广泛期小细胞肺癌（ES-SCLC）在传统化疗时代的生存时间不超过1年。

同步放化疗仍是局限期SCLC的标准治疗。本例患者初诊时诊断为局限期小细胞肺癌，经一线标准治疗后无进展生存期（PFS）仅不到1年，出现了右肺、肝脏及脑转移，进展后分期为广泛期。

2018年，IMpower133研究凭借亮眼的数据终结了ES-SCLC僵持30年之久的化疗时代，打开了ES-SCLC免疫治疗时代的大门，并助力免疫联合化疗成为ES-SCLC的一线标准治疗，得到了国内外指南的一致推荐。2023年，世界肺癌大会（WCLC）和欧洲肿瘤内科学会（ESMO）更新了大量免疫治疗ES-SCLC的临床研究，推动ES-SCLC进入了免疫治疗黄金时代。

肝转移是预后最差的转移类型，回顾转移部位与预后相关性分析研究，肝转移患者的中位总生存期仅3个月，中枢转移的总生存期约5个月，小细胞肺癌免疫治疗相关临床研究中对肝转移和脑转移亚组均表现出了可观获益。

本例患者进展为广泛期后，经免疫联合化疗序贯免疫维持治疗获得了令人满意的生存获益（总生存期＞2.5年）。

本例患者在免疫维持治疗过程中出现了颅内寡转移灶，SCLC寡转移的治疗仍缺乏相关共识或指南推荐。早期临床研究表明，寡转移患者在接受全身治疗的同时联合局部根治性治疗可提高生存率。借鉴《寡转移非小细胞肺癌局部治疗指南（2023）》，对于寡转移患者，治疗决策应采用以患者为中心的多学科讨论的方法，建议除标准的全身治疗外，在治疗技术可行且安全的前提下，对寡转移灶进行根治性治疗，可选的治疗方法有手术和（或）放疗。该患者经MDT讨论后接受了颅内寡转移灶放疗，治疗后定期复查疾病稳定，有效延长了生存期。

尽管SCLC初始治疗极为敏感，但复发耐药无可避免，遗憾的是，后线治疗的选择乏善可陈，延缓进展、探索新的后线治疗模式等都是未来研究的方向。

2023年更新的最新研究数据为ES-SCLC一线治疗带来了新希望，RATIONALE-312研究、EXTENTORCH研究为免疫联合化疗提供了更多的选择，ETER701研究、CELEBRATE研究结果的公布提示抗血管生成物联合免疫及化疗的四药组合模式有望进一步扩大ES-SCLC一线治疗生存获益，SWOG S1929研究、TRIDENT研究提供了全新的治疗选择（免疫联合PARP抑制剂）。国内外多项回顾性研究表明，胸部放疗加入免疫联合化疗方案可提高ES-SCLC患者的总生存期，且安全可耐受。

ES-SCLC二线及后线治疗的探索中也有众多新药崭露头角，NCT04429087研究中Delta样配体3（DLL3）/CD3双抗在DLL3SCLC及神经内分泌瘤中均表现出了良好的疗效及可控的安全性，ADC类药物（靶点SEZ6、B7H3、DLL3等）的早期临床试验数据也显示出持久的疗效，表现出了光明的前景。期待越来越多的新药和治疗模式出现，助力SCLC患者获得更长的生存获益。

立足指南，循证前行，以MDT为基石，以患者为中心，制订个体化治疗方案，使患者获得长期生存。

（供稿：山东第一医科大学附属肿瘤医院　井绪泉）
（审稿：山东第一医科大学附属肿瘤医院　朱　慧）

参考文献

[1]Cui XX，Song P，Zhang L.New advances in the treat-ment for small cell lung cancer[J].Chin J Lung Cancer，2019，22（6）：355-362.

[2]Hornl，Mansfield AS，Szczesna A，et al.First-line atezolizumab plus chemotherapy inextensive-stage small-cell lung cancer[J].N Engl J Med，2018，379（23）：2220-2229.

[3]PazZ-Aresl，Dvorkin M，Chen YB，et al.Durvalumab plus platinum-etoposide versusplatinum-etoposide in first-line treatment of extensive-stage small-cell lungcancer（CASPIAN）：a randomised，controlled，open-label，phase3 trial[J].Lancet，2019，394（10212）：1929-1939.

[4]Cheng Y，Han L，Wu L，et al.Effect of First-Line Serplulimab vs Placebo Added to Chemotherapy on Survival in Patients With Extensive-Stage Small Cell Lung Cancer：The

ASTRUM-005 Randomized Clinical Trial[J].JAMA，2022，328（12）：1223-1232.

[5]Iyengar P，All S，Berry MF，et al.Treatment of oligometastatic non-small cell lung cancer：an ASTRO/ESTRO clinical practice guideline.Pract Radiat Oncol.Published online：April 25，2023.

病例3　小细胞肺癌的手术联合辅助化疗治疗

一、病例摘要

基本信息： 患者男性，56岁，ECOG 1分。2016年5月因"咳嗽、咳痰2个月"于外院首诊。

现病史： 外院PET-CT（2016年5月）（病例3图1）："右肺中叶外段代谢增高肿块，大小约6.4cm×4.2cm×3.5cm，SUV_{max} 10.5，考虑肺内原发性恶性病变"。于2016年5月17日行"右肺中叶切除术"。术后病理："病灶质硬，大小约5.2cm×4cm×4cm，（右肺中叶肿物）及另送（右肺中叶）肺小细胞肺癌，支气管断端未见癌浸润，肺膜断端及血管未见肿瘤，淋巴结未见转移癌［2组（0/1），4组（0/4），7组（0/4），10组（0/4），11组（0/1）］"。术后分期为$pT_3N_0M_0$，ⅡB期。术后行4周期EP方案辅助化疗，末次化疗时间2016年9月。

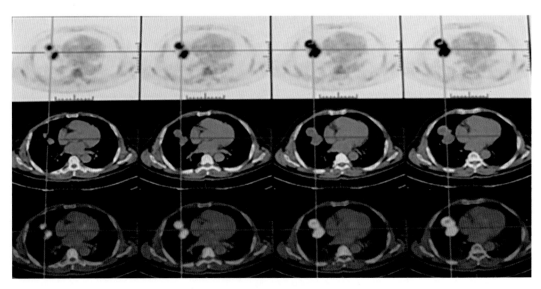

病例3图1　2016年5月PET-CT

2017年2月，患者出现头晕、恶心，当地医院行颅脑MRI示（病例3图2）：左侧枕叶占位性病变，考虑转移瘤可能性大。胸、上腹部CT：双肺结节，左侧肾上腺汇合部可疑小低密度影，疗效评价PD。予颅内转移灶伽马刀治疗（具体靶区、剂量不详）＋EP方案化疗2周期，后仅口服中药治疗。

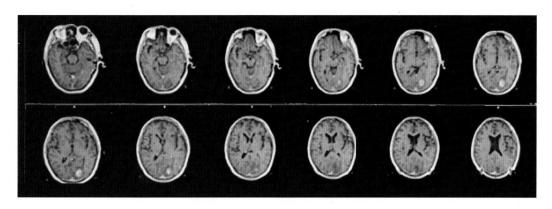

病例3图2　2017年2月头颅MRI

2018年3月，患者于当地医院复查胸部CT示双肺转移灶较前明显增大，肝脏多发转移，左侧肾上腺转移，疗效评价PD。予伊立替康＋奈达铂方案化疗7周期，末次化疗2018年9月11日。期间复查疗效部分缓解（PR）。

2018年10月8日复查CT"双肺多发结节影，纵隔及双侧腋窝内多发淋巴结转移"，疗效评价PD。2018年10月10日起行纳武利尤单抗免疫治疗，自诉期间复查胸部CT病灶消失，疗效CR。

2019年10月，患者出现淀粉酶、脂肪酶升高，淀粉酶最高达1100U/L（10倍正常值上限），脂肪酶最高达500U/L（6倍正常值上限），停用纳武利尤单抗后上述指标好转。2019年11月，患者出现血糖升高，最高值测不出，伴精神萎靡、恶心、呕吐等表现，考虑糖尿病酮症酸中毒，经积极降糖后好转，但血糖控制仍不稳定，空腹血糖最高20mmol/L。

2020年5月4日，患者至鄄城县人民医院复查CT示胰头饱满，内见稍低密度肿块，横截面积约3.2cm×2.7cm；考虑左侧肾上腺转移瘤，疗效评价PD。第4次进展，PFS 4为19个月。为求进一步治疗，2020年5月首次就诊我院。

既往史：高血压病史10余年，最高达220/110mmHg，自服"络活喜"治疗，血压控制稳定。糖尿病1年余，目前"胰岛素"治疗，近1年血糖控制可。2016年4月脑梗死，无明显后遗症。

二、入院诊断

1．小细胞肺癌 广泛期（$T_4N_3M_1$ ⅣB期）（颅内、左肾上腺、胰腺、腹膜后淋巴结等多处转移）。

2．高血压病3级。

3．2型糖尿病。

4．陈旧性脑梗死。

三、诊疗经过

1．入院检查及治疗 入院后于2020年5月完善PET-CT（病例3图3）：右肺癌术后，未见异常高代谢；左侧肾上腺转移伴高代谢；胰头及胰颈部高代谢，考虑恶性，转移可能性大；腹膜后淋巴结增大伴略代谢，考虑转移。查外周血肿瘤标志物示：ProGRP 65.80ng/ml，NSE 11.90ng/ml，Cyfra21-1 1.95ng/ml，CEA 3μg/L。

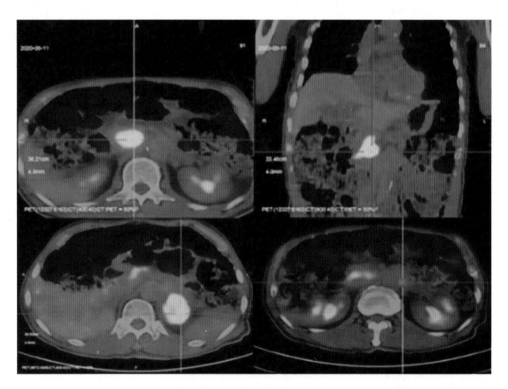

病例3图3 2020年5月PET-CT

2．多学科会诊意见 患者拒绝穿刺，故于2020年5月19日起予以胰腺及左肾上腺转移灶、腹膜后转移淋巴结放疗DT＝50Gy/25次，同时予安罗替尼10mg qd靶向治疗（病例3图4）。

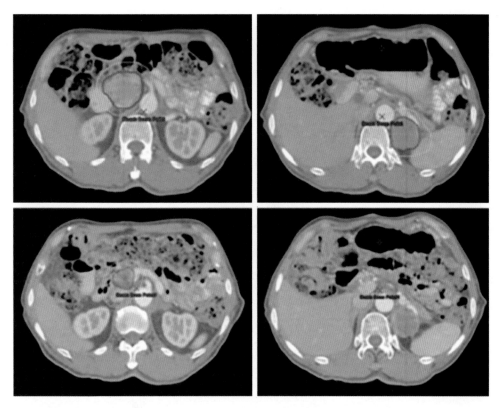

病例3图4　2020年5月18日定位（上方2图），2020年6月16日复位（下方2图）

2021年1月，患者因复查CT"考虑胰腺新发转移"再次就诊，PET-CT示：胰腺体部高代谢，考虑转移；胰头区高代谢，较2020年5月11日PET/CT片范围明显缩小、代谢明显减低；左侧肾上腺转移治疗后伴略高代谢（病例3图5）。第5次进展，PFS 5为8个月。

院内多学科会诊建议继续安罗替尼靶向治疗，并加用局部粒子植入治疗。遂于2021年1月21行胰腺病变局部粒子植入术（病例3图6）。

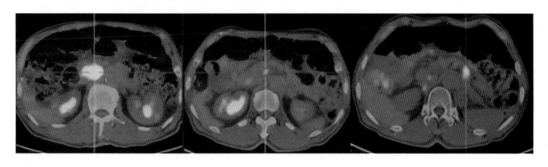

病例3图5　2022年5月PET-CT（左图）及2021年1月PET-CT（中图、右图）

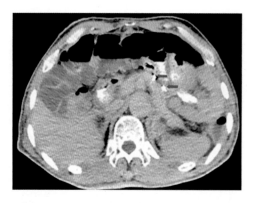

病例3图6　2021年1月粒子植入术后复查

2021年3月9日，患者返院复查CT（病例3图7）：右肺癌术后改变；胰腺转移粒子植入术后，可见新发病灶。考虑左侧肾上腺转移，变化不显著。于2021年4月8日行胰腺病变局部粒子植入术。术后继续安罗替尼治疗。

2021年6月，患者复查CT检查（病例3图7）：右肺癌术后改变；胰腺转移粒子植入术后，可见新发病灶；左侧肾上腺转移，变化不著；腹膜后多发淋巴结转移。

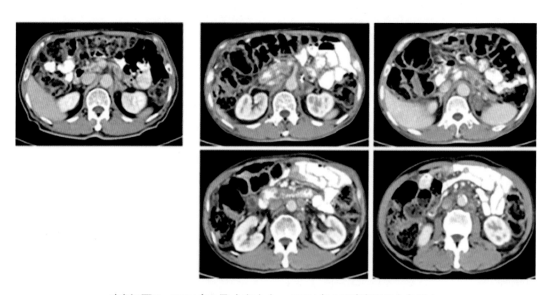

病例3图7　2021年3月（左上），2021年6月腹部CT（右四）

患者既往因免疫相关不良反应（irAE）中断纳武利尤单抗治疗，结合其目前肿瘤应答状态及irAE的严重程度，采用联合治疗作为免疫再挑战策略。调整用药方案为"阿替利珠单抗＋替莫唑胺"。用药后监测病灶较前明显缩小，截至2023年4月仍处于维持治疗中（病例3图8）。

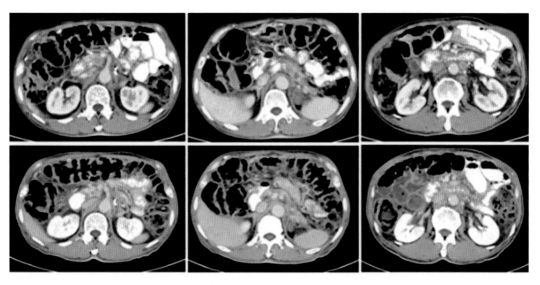

病例3图8　2021年6月CT（第一行），2023年4月CT（第二行）

四、诊疗经验

小细胞肺癌（SCLC）是一种高度侵袭性恶性肿瘤，约占所有肺癌病例的15%，具有分化程度低、恶性程度高、生长速度快、极易发生转移并在治疗中出现耐药性的特点。临床分期可分为局限期（LS）和广泛期（ES），大部分患者就诊时已处于ES期，平均5年生存率低于3%。本例患者自起病至今生存时间近7年，多学科诊疗策略在其中功不可没。纵观治疗全程，手术治疗对长期生存至关重要，局部治疗和免疫治疗的叠加和序贯作用也带来了1+1>2的效果。

但在诊疗细节上，患者病理分型、手术后和脑转移后的治疗策略仍值得探讨。

（一）病理诊断方面

随着近年来SCLC分子机制相关研究的深入和多组学数据的研究进展，SCLC被发现具有明显的分子水平异质性，根据4个关键转录调节因子的相对表达，可将SCLC分为4种亚型：SCLC-A型（ASCL1高表达，神经内分泌型），SCLC-N型（NEUROD1高表达，神经内分泌型），SCLC-P型（POU2F3高表达，非神经内分泌型）和SCLC-Y型（YAP1高表达，非神经内分泌型）。不同SCLC亚型有不同的细胞形态学特点和肿瘤生物学特性，如P亚型的肿瘤细胞更大、胞浆更多，细胞形态不典型，且对传统的一线治疗方案不敏感。早期通过病理酶学标志物区分不同亚型可为临床提供更多信息。

在SCLC的不同亚型之外，现在临床上也越来越多见复合型SCLC。其中SCLC复合鳞癌或腺癌较为常见，但复合大神经内分泌瘤（LCNEC）的SCLC近年来也逐渐受到关注，因其细胞形态介于大细胞和小细胞之间，易被误诊为单纯小细胞癌或单纯大细胞神经内分泌癌。

本例SCLC患者7年中经过了多线治疗，其任一无进展生存期（PFS）都大于目前为止的任何一个Ⅲ期临床研究的中位PFS，也远高于临床上3～6个月的平均水平。虽然术中病理未提示复合类型，但其是否合并神经内分泌成分有待明确。

（二）临床治疗方面

本例患者病理分期为ⅡB期，术后未进行预防性脑照射（PCI），9个月后发现了颅内转移。然而截至目前，临床上对于局限期患者是否需行PCI尚存在不同观点。

《CSCO小细胞肺癌诊疗指南（2023版）》下调了PCI在$T_{1～2}$、N_0局限期SCLC中的推荐级别（Ⅱ级→Ⅲ级），既往也有多项小样本回顾性研究提示，接受根治性手术和系统化疗的Ⅰ期SCLC患者后期发生的脑转移率较低（＜10%），PCI给此类早期患者带来的生存获益较低。但考虑到既往报道的Ⅱ期、Ⅲ期患者较高的脑转移率，高于$T_{1～2}$、N_0的患者，临床上仍建议在术后进行PCI治疗。

患者出现脑转移后没有选择常规的全脑放疗策略，而是选择了伽马刀治疗。虽然对于SCLC脑转移的患者而言，全脑放疗是更为规范的治疗策略，但已经有越来越多的研究提示，对于病灶数＜4的脑部寡转移患者而言，立体定向体部放疗（SBRT）即伽马刀治疗不但可以局部控制病灶，而且定位更为精准，副作用小，术后整体OS良好，是临床上更值得考虑的选择。

截至目前，免疫联合放疗策略已经给非小细胞肺癌（NSCLC）带来了PFS和总生存期（OS）的显著改善，但其在SCLC中的应用研究还在开展中，尚无明确数据结果。然而本例患者的治疗历程无疑体现出了免疫联合放疗在SCLC患者中可以发挥的良好治疗效果。此外，粒子植入等在本例患者中的应用也提示，在常规治疗手段失败后，临床医生有必要在充分了解最新临床研究结果的基础上，积极选用新型治疗策略和治疗药物，力争为患者创造更长生存与更高质量生活。

（供稿：山东第一医科大学附属肿瘤医院　邹　兵）

（审稿：山东第一医科大学附属肿瘤医院　王琳琳）

参考文献

[1]国家卫生健康委办公厅.原发性肺癌诊疗指南（2022年版）[J].协和医学杂志，2022，13（4）：549-570.

[2]Yang Y，Zhang D，Zhou X，et al.Prophylactic cranial irradiation in resected small cell lung

cancer：A systematic review with meta-analysis[J].*J Cancer*，2018，9（2）：433-439.

[3]Gong L，Wang QI，Zhao L，et al.Factors affecting the risk of brain metastasis in small cell lung cancer with surgery：is prophylactic cranial irradiation necessary for stage Ⅰ～Ⅲ disease[J]*Int J Radiat Oncol Biol Phys*，2013，85（1）：196-200.

[4]Bischof M，Debus J，Herfarth K，et al.Surgery and chemotherapy for small cell lung cancer in stages Ⅰ～Ⅱ with or without radiotherapy.*Strahlenther Onkol*[J]，2007，183（12）：679-684.

病例4 广泛期小细胞肺癌的放化疗联合免疫治疗

一、病例摘要

基本信息: 患者男性,48岁,ECOG 1分,2021年1月因"头晕伴咳嗽2个月余,发现肺占位3天"入院。

现病史: 患者2020年12月无明显诱因出现头晕,时有咳嗽,无头痛,无视物模糊,无咳痰,无明显胸闷、气短,无声音嘶哑,无饮水反呛,无胸痛,患者于当地医院行头颅CT提示小脑占位,于长春中医药大学行PET-CT检查(病例4图1)提示左肺门高代谢占位,约3.5cm×1.8cm×2.8cm,考虑肺癌。纵隔无明显肿大淋巴结,左侧额叶、枕叶及小脑多发无代谢占位,考虑转移瘤。

既往史: 无烟酒嗜好,无特殊。

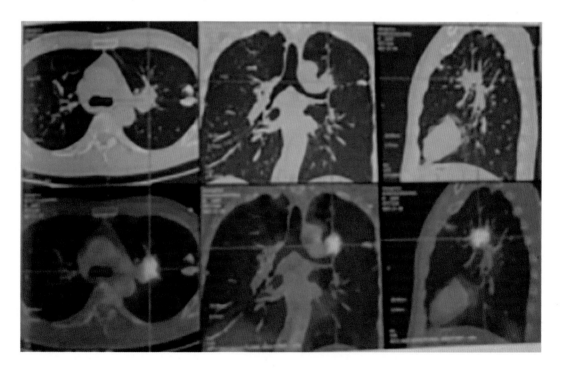

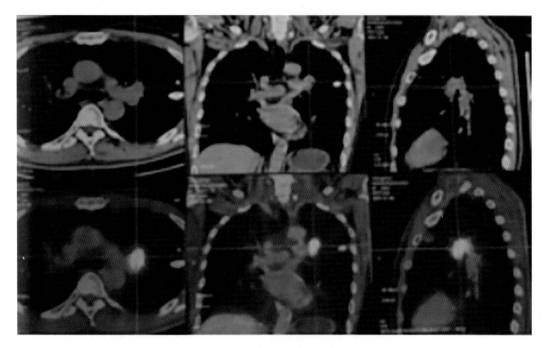

病例4图1　PET-CT

二、入院诊断

左肺占位待查。

三、诊疗经过

1. 入院检查及治疗　入院查头颅增强MRI（病例4图2）：左侧额叶、枕叶、小脑半球多发转移瘤。支气管镜：左肺上叶上支见黏膜隆起、粗糙、钳取质脆，易出血。病理提示：左肺上叶小细胞癌。免疫组化：CK（弱+），Vimentin（−），CD45（−），EMA（+），CD56（+），Syn（弱+），CgA（−），TTF-1（−），Ki67（80%），P40（−），CD117（+）。未行NGS及PD-L1检测。临床诊断：①左肺上叶小细胞癌（$T_{2a}N_0M_{1c}$）ⅣB广泛期、多发脑转移；②双肺肺大疱；③双肺上叶继发结核伴钙化。

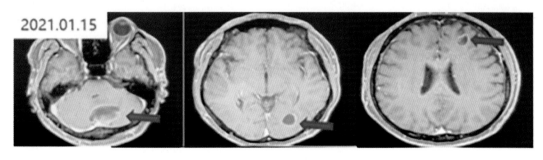

病例4图2　头颅增强MRI

2. 多学科诊疗意见　针对广泛期小细胞肺癌（SCLC）的一线治疗，无局部症状且无脑转移的患者推荐"化疗＋免疫治疗"等方案；而伴随脑转移的患者，可根据有无症状分类，无症状的患者建议先予以阿替利珠单抗＋EC方案，然后进行全脑放疗；而有症状的患者可以先全脑放疗，症状稳定后接受"阿替利珠单抗＋EC"方案治疗。

根据患者病情制订最终治疗方案：2021年01月20日"阿替利珠单抗＋EC"方案治疗（阿替利珠单抗1200mg d1，依托泊苷168mg d1～d3，卡铂500mg d1）。2021年2月3日至2021年2月18日行全脑放疗，左枕叶、小脑、额叶射波刀治疗（全脑30Gy/10次，左枕叶12Gy/2次，左小脑14Gy/2次，左额叶12Gy/2次）。基线靶病灶：左肺病灶长径3.5cm；非靶病灶：左枕叶、左小脑、左额叶转移。上述治疗后复查影像学（病例3图3、图4）提示疾病稳定（SD），靶病灶：左肺病灶长径2.9cm，缩小17.14%，非靶病灶：左枕叶、左小脑、左额叶转移病灶Non-CR/Non-PD，无新发病灶。

基线与一线治疗后胸部CT对比，如病例4图3、图4所示。

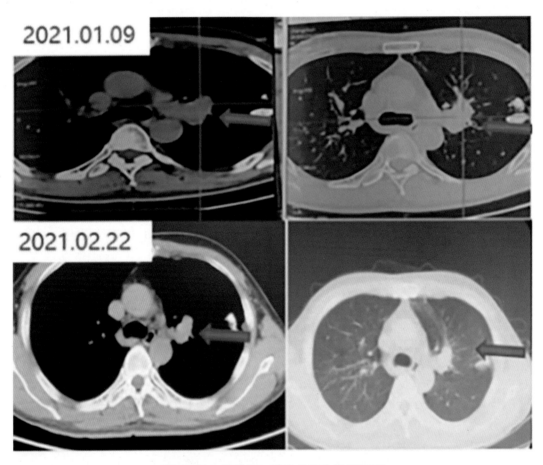

病例4图3　基线与一线治疗后胸部CT对比

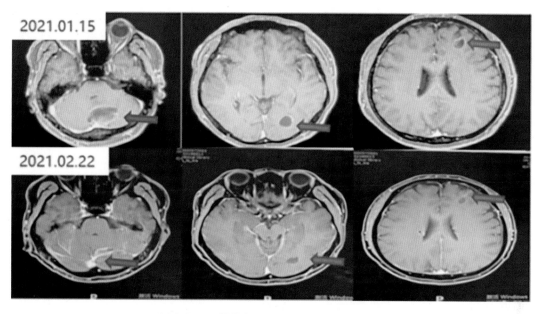

病例4图4　基线与一线治疗后头颅MRI对比

2021年2月至2021年4月继续给予"阿替利珠单抗＋EC"治疗3周期，患者咳嗽头晕症状完全缓解。治疗期间化疗相关不良反应包括3级白细胞及中性粒细胞减少，免疫相关不良反应为1级皮疹。复查影像学提示PR（病例4图5、图6）——靶病灶：左肺病灶长径2.1cm，缩小40%；非靶病灶：左枕叶、左小脑、左额叶转移病灶Non-CR、Non-PD，无新发病灶。

2021年5月至2021年9月继续予阿替利珠单抗维持治疗6周期，2021年10月16日脑转移病灶增大，整体疗效PR（病例4图7、图8）——靶病灶：左肺病灶长径2.3cm，缩小34.29%；非靶病灶：左枕叶、左小脑、左额叶转移病灶Non-CR、Non-PD，无新发病灶。期间未见免疫相关不良反应，无神经系统症状。

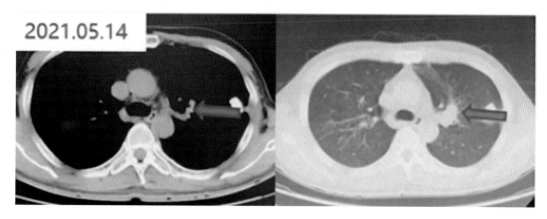

病例4图5　4周期治疗后胸部CT

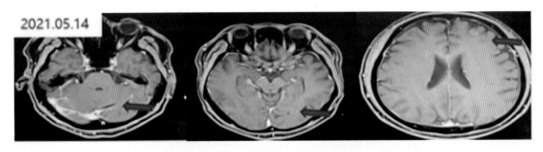

病例4图6　4周期治疗后头颅MRI

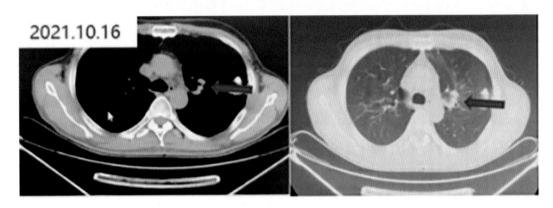

病例4图7　维持治疗后胸部CT

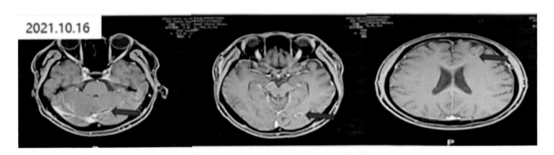

病例4图8　维持治疗后头颅MRI

患者出现脑转移病灶进展后，MDT团队立刻开展讨论，为患者制订后续个体化治疗方案：由于患者仅为无临床症状的脑转移病灶进展，肺部病灶稳定，余脏器无转移。此外，患者机体状态良好（ECOG评分0分），可耐受既往治疗，且经济条件和治疗意愿充分。综合上述因素，2021年10月至2022年4月开始后线治疗："阿替利珠单抗＋安罗替尼"治疗8周期（阿替利珠单抗1200mg d1，安罗替尼12mg d1~d14），疗效评估为PR（病例4图9、图10）——靶病灶：左肺病灶长径2.2cm，缩小37.14%；非靶病灶：左枕叶、左小脑、左额叶转移病灶Non-CR、Non-PD，无新发病灶。期间无阿替利珠单抗及安罗替尼相关不良反应。

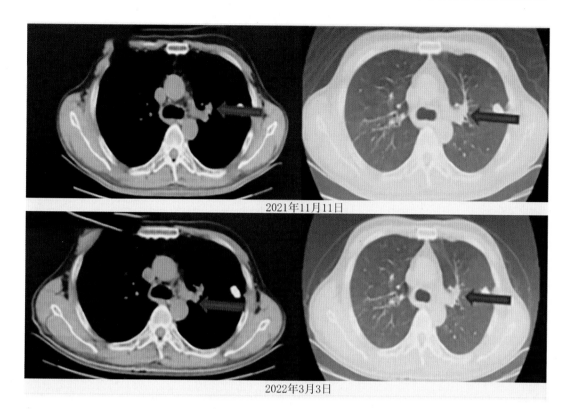

2021年11月11日

2022年3月3日

病例4图9　后线治疗后胸部CT

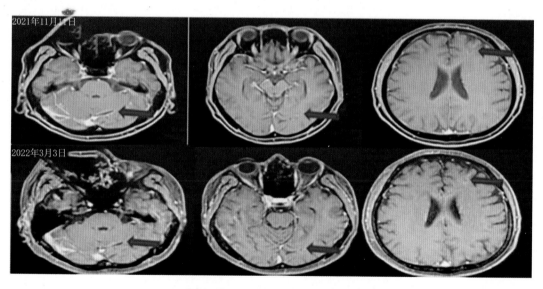

病例4图10　后线治疗后头颅MRI

四、诊疗经验

根据组织病理类型，肺癌可分为小细胞肺癌和非小细胞肺癌。在全部肺癌中，SCLC占15%左右，每年新发SCLC患者约25万例。SCLC具有分化程度低、肿瘤快速生长、早期扩散转移及易获得性耐药等特点。美国退伍军人肺癌协会（VALG）二期分期法将SCLC分为局限期（LS-SCLC）和广泛期（ES-SCLC）。多数患者在确诊时已经发生广泛扩散，最常见的转移器官包括对侧肺、肝脏、脑、肾上腺和骨，手术只能针对极少数局限期患者进行治疗，导致SCLC的5年生存率不到3%，中位生存时间只有8～12个月。本例患者自起病合并脑转移，临床分期考虑为广泛期，目前无进展生存时间（PFS）16个月，至今疗效评价仍为PR，多学科诊疗策略在其中发挥了重要作用。纵观治疗全程，化疗、免疫治疗、分子靶向治疗及放疗的叠加和序贯作用给患者带来了明显的生存获益。

然而，在ES-SCLC是否可行胸部放疗、脑转移瘤放疗、维持治疗方向等方面仍值得进一步思考。提高SCLC患者的生存率仍是临床工作和研究的难点。

（一）胸部放疗及脑转移瘤放疗方面

本例患者临床分期考虑为ES-SCLC，经免疫治疗、化疗等全身治疗后目前疗效评价PR，但截至目前，临床对于免疫治疗联合化疗有效的患者，是否可行胸部放疗提高获益值得进一步探究。近期多项Ⅲ期临床研究证实，胸部放疗可成为化疗后ES-SCLC患者的标准治疗方案。根据我国《原发性肺癌诊疗指南（2022年版）》，对于远处转移灶经化疗控制的ES-SCLC患者，加用胸部放疗可提高肿瘤控制率，延长生存期；然而对于化疗联合免疫治疗有效患者，胸部放疗是否可进一步提高疗效，目前无前瞻性随机对照临床试验证据。

总体而言，推荐ES-SCLC患者进行胸部放疗，既往已有研究证明放疗可上调PD-L1的表达，改善肿瘤微环境，使更多的免疫细胞聚集在肿瘤免疫微环境中。但在免疫治疗时代，免疫治疗联合放疗所带来的毒副作用也不可忽视，其次，胸部放疗剂量、介入时机及靶区勾画目前也尚无定论，需更多前瞻性研究验证。

患者出现脑转移后行全脑放疗及左枕叶、小脑、额叶射波刀治疗。虽然对于SCLC脑转移的患者而言，全脑放疗（WBRT）常被认为是具有任意数量脑转移灶SCLC患者首选的放射治疗方式。但已经有越来越多的研究提示，立体定向放射外科技术（SRS）成为具有1～4个脑转移灶患者治疗的标准选择，且有越来越多的证据表明可用于多个转移灶的患者。SRS较WBRT有创伤小、照射靶点剂量集中、周围组织损伤小和神经认知功能损伤小的优点，从某种意义上实现了海马区的保护。对于接受过WBRT的患者，SRS通常用于挽救新发或进展性脑转移瘤。

（二）ES-SCLC维持治疗方面

目前对于ES-SCLC采用以化疗为主的综合治疗原则。针对诊断时已出现转移性疾病的患者，美国、欧洲及中国相应指南推荐患者一线接受全身化疗联合或不联合免疫疗法。2018年以来，大规模的随机Ⅲ期临床研究证实，CE/EP方案联合PD-L1抑制剂，再以PD-L1抑制剂维持，可提高SCLC患者无疾病进展生存期及总生存期。

随着靶向治疗的发展，研究发现80％的SCLC表达血管上皮细胞生长因子（VEGF），VEGF及其受体被认为与肿瘤发生发展相关。ALTER1202研究证实，目前安罗替尼能显著改善SCLC患者的PFS，并显著降低疾病进展风险，被推荐用于晚期SCLC三线及以上。Impower133研究表明，"阿替利珠单抗联合依托泊苷＋卡铂"方案对比安慰剂组延长了中位OS及PFS，降低了疾病进展或死亡风险。目前，阿替利珠单抗已被推荐用于ES-SCLC的一线治疗。

根据CSCO 2020年小细胞肺癌诊疗指南，本例患者采用了"阿替利珠单抗＋EC方案＋全脑放疗"的治疗方案，在出现脑转移瘤较前增大时调整为"阿替利珠单抗联合安罗替尼"治疗，截至目前疗效评价仍为PR。既往"PD-L1抑制剂＋安罗替尼"治疗晚期实体瘤的Ⅰb期剂量探索研究表明了其对SCLC具有良好的抗肿瘤活性，本例患者的治疗历程无疑体现出了"PD-L1抑制剂＋安罗替尼"治疗ES-SCLC患者可以发挥的良好治疗效果。因此，对于本例ES-SCLC患者的维持治疗，结合患者的个人状况、影像学检查等可继续维持"PD-L1抑制剂＋安罗替尼"治疗，定期复查相关检查，根据患者的实际情况调整治疗方案，为患者谋取最大的生存获益。

（供稿：吉林省肿瘤医院　王　莹）

（审稿：吉林省肿瘤医院　程　颖）

参考文献

[1]Nicholson AG, Chansky K, Crowley J, et al.The international Association for the Study of Lung Cancer lung cancer staging project：proposals for the revision of the clinical and pathologic staging of small cell lung cancer in the forthcoming eighth edition of the TNM classification for lung cancer[J].J Thorac Oncol，2016，11（3）：300-311.

[2]国家卫生健康委办公厅.原发性肺癌诊疗指南（2022年版）[J].协和医学杂志，2022，13（4）：549-570.

[3]刘小小，张中冕.小细胞肺癌脑转移治疗进展[J].现代肿瘤医学，2021，29（23）：4234-4237.

[4]Paz-Ares L, Dvorkin M, Chen Y, et al.Durvalumab plus platinum-etoposide versus platinum-etoposide in first-line treatment of extensive-stage small-cell lung cancer（CASPIAN）：a randomized, controlled, open-label, phase 3 trial[J].The Lancet，

2019，394（10212）：1929-1939.

[5]Cheng Y，Wang Q，Li K，et al.Anlotinib vs placebo as third-or further-line treatment for patients with small cell lung cancer：a randomized，double-blind，placebo-controlled Phase 2 study[J].Br J Cancer，2021，125（3）：366-371.

[6]Horn L，Mansfield AS，Szczesna A，et al.First-line atezolizumab plus chemotherapy in Extensive-stage small cell lung cancer [J].N Engl J Med，2018，379（23）：2220-2229.

病例5 广泛期小细胞肺癌的免疫联合化疗治疗

一、病例摘要

基本信息： 患者女性，55岁，ECOG评分1分。2020年4月因"刺激性咳嗽半月"入院。

现病史： 患者2020年4月开始出现刺激性咳嗽，无咳痰、胸闷、气喘，无胸背部疼痛等不适，至当地医院就诊，查胸部CT示：①左肺上叶占位（5.8cm×3.7cm），考虑肺癌合并阻塞性肺炎，建议纤支镜检查或穿刺细胞学检查；②左肺门淋巴结肿大。颅脑MRI示双侧额叶异常信号。支气管镜取病理示慢性炎症，另见少许坏死、渗出物。

既往史： 无特殊。

二、入院诊断

左肺占位待查。

三、诊疗经过

1. 入院检查及治疗 PET-CT（病例5图1）：考虑左肺上叶肺癌并左肺门淋巴结转移（累及左肺动脉、纵隔胸膜）伴高代谢，并阻塞性炎症；脑内未见异常高代谢。颅脑增强MRI（病例5图2）：右侧额叶及左侧顶叶脑内异常强化灶、考虑脑转移，右顶叶异常信号，考虑良性病变。行CT引导下肺穿刺，细胞学查到癌细胞，考虑小细胞型。组织病理示（病例5图3）：（左肺穿刺活检）小细胞癌。免疫组化：Ckpan（+），Syn（+），CgA（弱+），TTF-1（+），CD56（+），CK7（部分+），CK5/6（-），Ki67（90%），P40（-），LCA（-）；PD-L1（阴性）。

修正诊断为：①左肺上叶小细胞肺癌（$cT_4N_1M_{1c}$ ⅣB 广泛期，PD-L1阴性），侵及左肺动脉、纵隔胸膜；②左肺门转移；③脑转移。

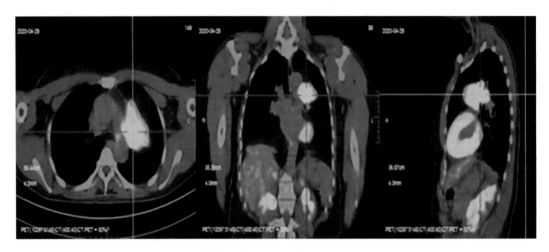

病例5图1　入院时PET-CT

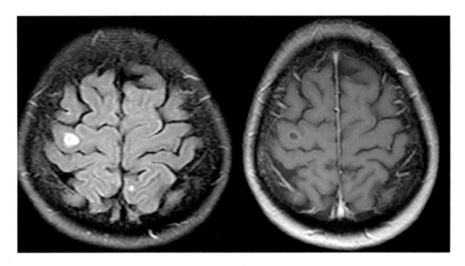

病例5图2　入院时颅脑增强MRI

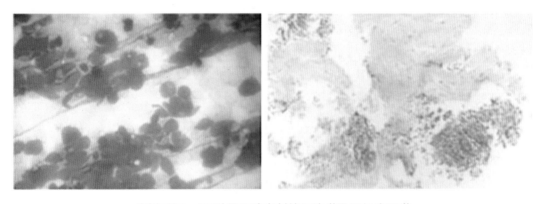

病例5图3　CT引导下肺穿刺的细胞学及组织病理学

2. 多学科会诊意见　《CSCO小细胞肺癌诊疗指南（2022年）》中提出对于无局部症状且无脑转移的PS 0～2分/PS 3～4分（SCLC所致）广泛期SCLC患者，推荐"阿替利珠单抗/度伐利尤单抗＋卡铂/依托泊苷"4周期后阿替利珠单抗维持治疗。《NCCN小细胞肺癌临床实践指南（2023年第1版）》中广泛期小细胞肺癌（SCLC）一线治疗涵盖了"卡铂＋依托泊苷＋阿替利珠单抗"联合治疗，后续予阿替利珠单抗维持治疗的方案。

经MDT讨论后，2020年5月至2020年8月予患者免疫联合化疗，具体方案为"阿替利珠单抗1200mg d1，依托泊苷0.1g d1～d5，卡铂400mg d1"，胸部检查提示疗效评价为SD（病例5图4），颅脑MRI检查提示疗效评价为PR（病例5图5）。2020年11月至2021年1月，给予"阿替利珠单抗"免疫维持治疗。

2021年1月6日复查头颅MRI示：右额叶病灶较前增大，强化明显，提示出现颅内病灶局部进展。遂于2021年1月11日开始予以颅脑放疗（WBRT 30Gy/10f），复查右额叶病灶明显缩小，疗效评估PR（病例5图6）。随后继续"阿替利珠单抗"免疫维持治疗。

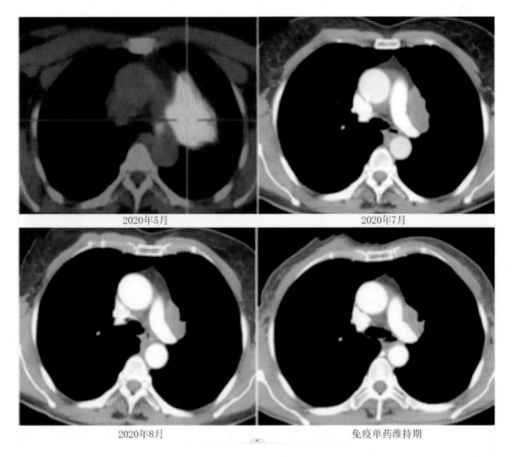

病例5图4　治疗期间胸部影像学变化

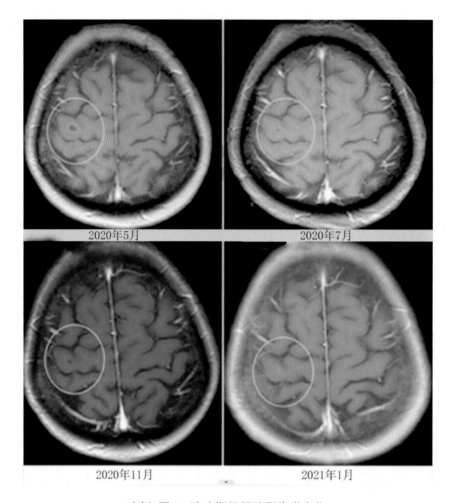

病例5图5　治疗期间颅脑影像学变化

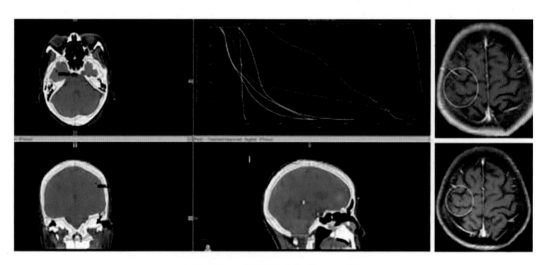

病例5图6　颅脑放疗前后MRI对比

巩固治疗方案的制订需考虑到：一线系统治疗后，约75%的ES-SCLC患者有残留的胸内病变，约90%的患者会发生胸内病变进展，二线治疗的疗效有限。再次复查相关检查：肺功能无异常；PET-CT下行残余病灶靶区精准勾画（病例5图7）。2021年4月9日至5月5日行胸部放疗（DT 50Gy/25f；OAR：V20：双肺11.1%，左肺23.5%；MLD：双肺5.76Gy，左肺10.98Gy）。随访复查影像学（病例5图8）提示病情稳定，阿替利珠单抗规律维持治疗中，目前已获得超过2年的生存期。

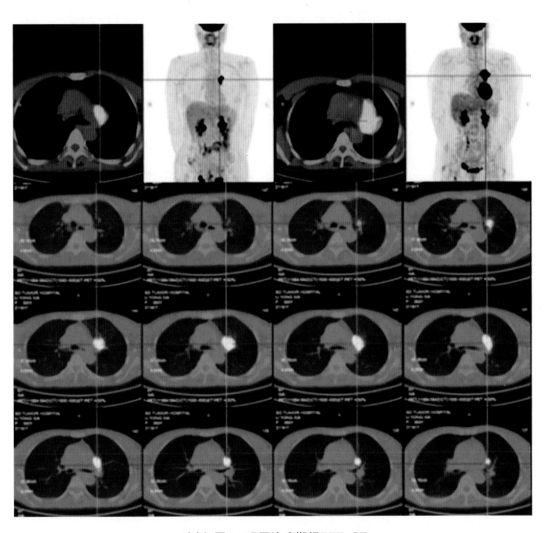

病例5图7　巩固治疗期间PET-CT

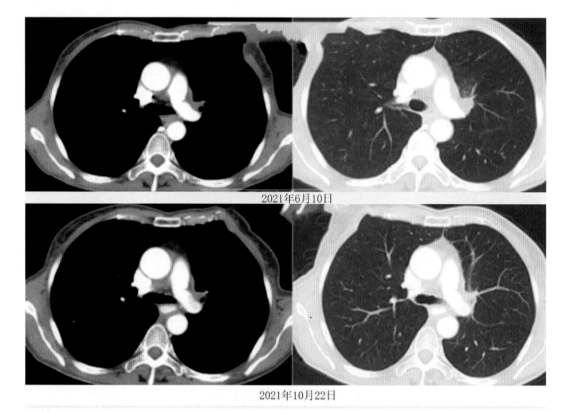

2021年6月10日

2021年10月22日

病例5图8　随访期间胸部CT

四、诊疗经验

本例患者临床分期考虑为广泛期，经多学科诊疗目前已生存超过2年，至今疗效评价为PR。化疗、免疫治疗及放疗的综合作用给患者带来了生存获益。但ES-SCLC患者病理诊断、临床治疗等方面仍值得进一步思考。

（一）病理诊断方面

SCLC诊断相对复杂，非常容易被误诊成非小细胞肺癌（NSCLC）。通过免疫组化方式进行SCLC鉴别相较于其他的检测方式有着更明显的优势。因此，治疗前行病理组织检测通过免疫组化对SCLC进行诊断和鉴别诊断十分必要。其免疫组化标志物常选用CD56、TTF-1、Syn、Ki-67和CgA等。

CD56被认为是SCLC表达最稳定的蛋白标志物，癌组织多呈弥漫表达，近几年被认为是肺小细胞癌很好的神经内分泌标志物。由于TTF-1在SCLC中的高表达，而鳞状细胞癌几乎不表达，因此，TTF-1与其他蛋白标记指标结合可作为SCLC与低分化鳞状细胞癌的一种标志物。Syn是一种应用于诊断神经内分泌肿瘤的特异性标志物，与多种神经系统疾病有密切联系，实际病理诊断中仅依赖Syn无法对SCLC进行鉴别诊断，还需要结合其他指标综合诊断。研究发现Syn和CD56在SCLC中的表达具有正相关性，因此联合检测Syn和CD56对SCLC的诊断具有一定价值，亦有研究发现SCLC中Syn表达的阳性率显著高于NSCLC。Ki-67是一种目前应用最广泛的增殖细胞标记之一，可代表肿瘤细胞的增殖活性，在SCLC组织中高表达，当Ki-67指数>60%时疾病往往进展快，恶性程度高，发现时多为广泛期，预后不佳。PAX-5在神经内分泌肿瘤中有一定程度的表达，在类癌中则为阴性表达，可用于分化程度低的神经内分泌癌的鉴别诊断标志物之一，并可用于CD56和其他神经内分泌标记阴性时的补充诊断标志物。CD5/6和p63是肺鳞状细胞癌的诊断标志物，p63呈阳性表达于SCLC和肺腺癌比较少见，CD5/6在SCLC很少表达为阳性，因此，CD5/6和p63可作为SCLC与低分化鳞状细胞癌鉴别诊断的标志物之一。

本例患者免疫组化包含了CD56、TTF-1、Syn、Ki-67和CgA等指标，因此，SCLC诊断明确，有研究发现少量SCLC患者的神经内分泌标志物为阴性，推荐依据镜下组织学形态特点并结合TTF-1及Ki-67等阳性做出SCLC的诊断。

（二）临床治疗方面

SCLC患者发生脑转移时病灶常为多发，因此在最新版指南中仍将全脑放疗（WBRT）作为首选，但WBRT给予的时机需要根据患者是否有神经系统症状决定，目前指南推荐剂量与分割方式为30Gy/10f。虽然WBRT可以引起认知障碍和记忆力减退等远期不良反应，但由于SCLC患者总体生存期较短，WBRT的影响相对较小。尽管预防性脑照射（PCI）降低了SCLC患者发生脑转移的风险，WBRT也加强了局部控制（50%～80%的脑转移患者接受WBRT治疗后有效），但仍有部分患者脑转移进展。此时，受正常脑组织的耐受剂量的限制，再次给予WBRT发生神经毒性的风险升高，立体定向放射外科技术（SRS）就成为了更具优势的选择。SRS较WBRT具有局控率高、不良反应小的优点。对于接受过WBRT的患者，SRS通常用于挽救新发或进展性脑转移瘤。SRS还可以作为PCI失败后的补救方案。尽管如此，目前关于如何更好地治疗SCLC患者WBRT或PCI后大脑中复发的有关研究仍然较少，需要大规模的前瞻性试验，为临床提供更多的数据及更有效的治疗方案及策略。

截至目前，免疫治疗联合放疗策略已经给非小细胞肺癌带来了生存期获益，但目前尚无其在SCLC中的研究结果。本例患者入院时诊断为广泛期左肺上叶小细胞肺癌，合并脑转移，由于无神经系统症状而未行脑部放疗，经过免疫治疗及化疗后病情达到缓解，后出现脑转移瘤增大后行脑部放疗，对于残留病灶经PET-CT引导下行靶区精准勾画后放射治疗，目前病情稳定。本例患者的治疗体现了全身治疗联合胸内及胸外放疗可延长患者生存期，但需警惕放射性及免疫相关损伤不良反应，因此需结合个体化经MDT讨论后决策。同时，还需要思考免疫治疗与放疗如何联合，放疗的靶区范围、时间切割方式及总剂量设计如何设计还需要大量研究进行探索。

（供稿：山东第一医科大学附属肿瘤医院　张建军）

（审稿：山东第一医科大学附属肿瘤医院　王海永）

参考文献

[1]Yu L，Yao Y，Wang Y，et al.Preparation and anti-cancer evaluation of promiximab-MMAE，an anti-CD56 antibody drug conjugate，in small cell lung cancer cell line xenograft models [J].J Drug Target，2018，26（10）：905-912.

[2]高福平，魏瑾.Syn及CD56肺小细胞癌中的表达及意义[J]临床肺科杂志，2012，17（5）：900-901.

[3]李玺，荣福，陈坚平.非小细胞癌EBUS-TBNA标本中TTF-1、CK7、CD5/6和p63的表达及其意义[J].中华肿瘤防治杂志，2016，36（22）：1691-1694.

[4]牛春波，贾飞勇，辛华，等.免疫组化在肺小细胞癌支气管镜活检标本鉴别诊断中的应用[J].中国实验诊断学，2011，15（6）：1062-1063.

[5]国家卫生健康委办公厅. 原发性肺癌诊疗指南（2022年版）[J].协和医学杂志，2022，13（4）：549-570.

病例6　广泛期小细胞肺癌的免疫治疗相关肝损伤AE管理

一、病例摘要

基本信息：患者男性，65岁。2021年9月因"咳嗽咳痰1个月余，活动后气促10天"初诊。

现病史：患者2021年9月因"咳嗽咳痰1个月余，活动后气促10天"入院。

既往史：既往体健，否认乙肝病史。

个人史、家族史：吸烟史30年，10支/日，戒烟1个月。无嗜酒史。无肿瘤家族史。

查体：ECOG 1分，双肺未闻及明显干、湿性啰音。心腹体检未见明显异常。

二、入院诊断

咳嗽、气促待查。

三、诊疗经过

1. 入院检查及治疗　化验肝功能示谷丙转氨酶（ALT）107U/L、谷草转氨酶（AST）74U/L、γ-谷氨酰转移酶（rGGT）156U/L、乳酸脱氢酶（LDH）1375U/L，肿瘤标志物示糖类抗原125（CA125）209.7U/ml、胃泌素释放肽前体（ProGRP）423.23pg/ml、神经元特异性烯醇化酶（NSE）152ng/ml，完善胸腹部CT（病例6图1）示左肺上叶尖后段不规则影，大小54mm×54mm，左肺门多发肿大淋巴结，左右肝叶见多个低密度影，最大约57mm×54mm，全身骨显像示颈5、胸4、胸9、腰2、腰3等全身多发骨转移。头MRI及双锁上淋巴结超声未见异常。CT引导下穿刺活检病理回报："肺组织"结合免疫组化符合小细胞肺癌。免疫组化：CgA（大部分+），SYN（大部分+），CD56（弥漫+），SSTR2（弥漫+），Ki-67（约85%+），CK（pan）（大部分+），TTF-1（弥漫+），NapsinA（－），CK5/6（－），P40（－）。肝穿刺活检病理符合转移性小细胞癌。综上诊断：左肺小细胞肺癌（广泛期 $cT_3N_1M_{1c}$ ⅣB期）、左肺门淋巴结转移、多发肝转移、多发骨转移。

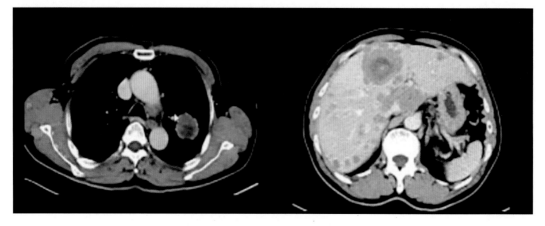

病例6图1　2021年9月胸腹部CT

2. 多学科会诊意见　免疫治疗联合EP/EC方案化疗已经得到国内外指南一致推荐用于广泛期小细胞肺癌一线治疗。消化内科及感染科会诊后，完善相关检查排除病毒性肝炎、自身免疫性肝炎、酒精性肝炎、胆汁淤积性肝病及药物性肝炎，考虑本例患者肝功能异常与多发肝转移相关。建议免疫联合化疗，同时做好护肝等对症治疗。

遵MDT会诊意见，2021年9月20日至9月22日予EP＋免疫治疗（PD-L1单抗），同时予护肝治疗。2021年10月8日患者出现纳差、恶心伴腹胀，遂于10月9日返院。查体发现皮肤巩膜黄染。检测肝功能示ALT 1108U/L、酶法总胆红素测定试剂（TBili）胆红素68.9mmol/L。病毒学检查未见异常。肝脏彩超示肝脏多发占位较治疗前好转，余未见异常。考虑化疗或免疫引起的肝功能损伤。根据指南推荐予患者护肝退黄治疗（双环醇、甘草酸二铵、腺苷蛋氨酸），治疗3天后，患者转氨酶及胆红素继续升高。

免疫检查点抑制剂治疗相关肝脏毒性诊断中指出，一旦出现肝功能异常，或较用药前水平上升，需尽早完善包括血生化、肝炎病毒检测、肝脏影像检查，必要时肝活检，该患者排除其他原因所致肝损伤后考虑免疫治疗相关肝损伤可能大。既往研究表明，免疫治疗相关肝损伤一般发生在用药第6周，而且肝功能损伤程度越重发生时间越早。

经MDT会诊讨论认为，患者肝功能异常考虑免疫不良反应可能大，建议激素治疗。入院诊断：①药物性肝损伤（免疫相关性肝炎 4级）；②广泛期小细胞肺癌（左肺门淋巴结转移 多发肝转移 多发骨转移cT$_3$N$_1$M$_{1c}$ ⅣB期 化疗＋免疫治疗后）。根据NCCN指南及CSCO指南推荐，予2mg/kg甲强龙（120mg）治疗，同时继续护肝退黄治疗，监测转氨酶明显下降，但胆红素进行性升高。

免疫检查点抑制剂相关不良反应的激素治疗中，甲强龙最大剂量可用到1000mg/d，故10月13日起将甲强龙加量至200mg/d，监测胆红素轻微下降后又出现了反弹，10月17日改为甲强龙500mg/d冲击3天，同时加丙种球蛋白20g/d，监测效果不佳，10月20日调整甲强龙为200mg/d＋丙种球蛋白20g/d，在此基础上加骁悉1g/次 2次/日治疗，由于患者消化道反应严重，10月26日将骁悉调整为他克莫司1.5g/次 2次/日。10月29日监测胆红素无好转，开始联合人工肝治疗，然而胆红素控制仍不佳。至11月26日患者胆红素升高至300$^+$mmol/L。

风湿科会诊后考虑，患者已用大剂量激素、丙种球蛋白、骁悉等药物，肝损伤无明显好转；患者免疫相关不良反应明确，以靶器官肝损伤为主，建议可考虑改用针对免疫激活途径的生物制剂如CTLA-4蛋白融合蛋白，全面调节免疫反应。MDT团队充分讨论并征得患者及家属同意后开始阿巴西普治疗，监测胆红素及转氨酶均明显降低。

既往meta分析结果显示，肺癌患者免疫治疗期间出现免疫相关不良反应与预后良好相关，且因免疫相关不良反应停药后不会影响患者疗效。该患者出院后继续口服激素及他克莫司治疗，12月25日复查各项指标恢复正常，胸部及肝脏病灶稳定。2022年1月至2022年2月继续EP方案化疗2个周期。2022年2月复查CT（病例6图2）示左肺上叶尖段肿块25mm×21mm，肝转移数目较前减少，最大者40mm×38mm，评效PR。

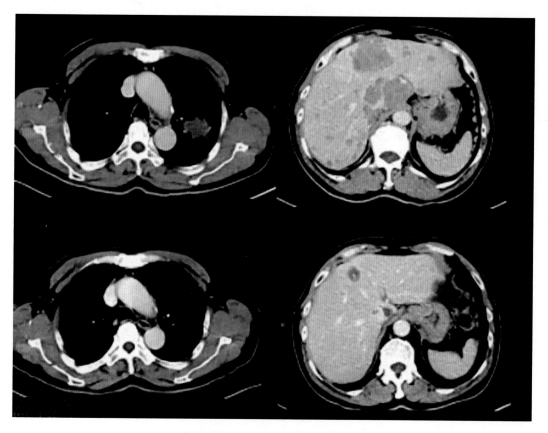

病例6图2　2022年2月复查胸部CT

四、诊疗经验

小细胞肺癌（SCLC）约占所有肺癌的15%，是一类分化程度低、恶性程度高、生长速度快、极易发生转移并在治疗中出现耐药性的恶性肿瘤，预后不佳。免疫治疗的加入明显改善了广泛期小细胞肺癌（ES-SCLC）的生存获益，改变了ES-SCLC的一线治疗格局。

除临床疗效外，不良反应也是临床医生关注的重要内容之一。经免疫治疗后，54%~76%的癌症患者可能出现免疫治疗药物相关不良反应（irAEs），这些不良反应可影响全身各器官系统。其中，皮肤、胃肠道、肝脏、呼吸道上皮等机体屏障组织最常受累。多数情况下，此类不良反应是由于对正常器官的过度免疫反应所引发，通常在治疗启动后的2~16周发生。在临床治疗之前，务必进行全面且严谨的安全评估，并在多学科会诊确认患者不存在免疫治疗禁忌证后，方可启动治疗措施。

常见的irAEs包括肝脏不良反应、皮肤黏膜不良反应、胃肠道反应（肠炎、腹泻）、内分泌不良反应、肺炎等。irAEs发生率与药物类别、药物剂量、用药间隔和持续时间有关。非严重irAEs恢复后仍有机会重启免疫治疗，是否重启取决于患者能否从重启治疗中获益。但对于严重irAEs，美国临床肿瘤学会（ASCO）和欧洲肿瘤内科学会（ESMO）指南建议，所有4级irAE患者永久停用ICIs。ASCO指南进一步建议，对患有3级肝炎、心肌炎、肺炎、肾炎和严重神经系统毒性的患者永久停用ICIs，同时，不建议更换ICIs治疗，因为换药既不会增加疗效，还可能令irAE风险增加。此外，大型回顾性研究和荟萃分析显示，在肺癌、肾细胞癌和膀胱癌中，发生irAEs者客观缓解率（ORR）和无进展生存期（PFS）优于未发生irAEs者，但在黑色素瘤患者中并未观察到相似结果。

irAEs的治疗需要依据受累器官及不良反应分级来分层治疗：1级一般无须治疗；2级需立即停用ICIs直到不良反应减轻；3级及以上需立即停用ICIs并启动糖皮质激素治疗，不建议重新启用ICIs。值得注意的是，2级及以上irAEs或任何分级内分泌irAEs均建议由专科医生进行诊治。

糖皮质激素被视为治疗除内分泌不良反应外的irAEs的主要方法，泼尼松为其首选药物。治疗过程中，应以控制全身活动性疾病所需的最低剂量和最短时间为基准。在观察到临床状况改善后，应在4~6周逐步减少用药剂量。值得注意的是，预防性用药并不推荐，因为此类药物不仅无法预防irAEs，还可能对ICIs的疗效产生影响。

激素替代疗法适用于内分泌不良反应，对于出现急性炎症反应者，可联合糖皮质激素缓解症状。对于糖皮质激素难治性irAE，即糖皮质激素治疗48~72小时症状无改善，或减量致症状复发者，可加用免疫抑制剂、单克隆抗体。

免疫球蛋白可作为神经系统和血液学irAE的二线选择，血浆置换可用于由自身抗体直接引起的irAE，如部分血液学或神肌肉系统irAE。此外，对于所有发生irAE的患者均应进行严密监测，以及时发现irAE复发或治疗相关并发症，包括但不限于糖尿病、高血压、情绪障碍恶化、免疫抑制继发感染等。

本例ES-SCLC患者在免疫联合化疗1周期后即出现了肝功能异常指标恶化，结合病史诊断为免疫治疗相关肝损伤。该患者对糖皮质激素治疗反应较差，诊断为糖皮质激素难治性irAE。经过MDT团队充分讨论，及时添加了免疫球蛋白、骁悉、他克莫司、阿巴西普等治疗措施。经过2个多月不懈地努力，患者的肝功能得以恢复正常，为后续治疗赢得了机会。然而，鉴于患者在免疫治疗后ALT/AST升高超过基线水平的50%，并持续时间超过1周，且患者基线存在肝转移和肝功能异常，因此，患者需永久停止ICIs治疗。

经过MDT团队的及时干预和有效指导，本例严重糖皮质激素难治性irAE患者的肝功能得到挽回，从而获得了继续治疗和延长生存的可能。在当前免疫治疗日益发展的抗肿瘤领域，临床医生须高度重视MDT团队的作用，充分落实治疗前评估、治疗中监测和治疗后复查，全方位保障患者安全。

（供稿：北京大学深圳医院　周凤睿）

（审稿：北京大学深圳医院　王树滨）

参考文献

[1]王维威，张家齐，李单青.小细胞肺癌的免疫治疗临床进展[J].中国肺癌杂志，2022，25（06）：425-433.

[2]Goldman JW，Dvorkin M，Chen Y，et al.Durvalumab，With or Without Tremelimumab，Plus Platinum-Etoposide Versus Platinum-Etoposide Alone in First-Line Treatment of Extensive-Stage Small-Cell Lung Cancer（CASPIAN）：Updated Results From a Randomised，Controlled，Open-Label，Phase 3 Trial[J].Lancet Oncol，2021，22（1）：51-65.

[3]Paz-Ares L，Chen Y，Reinmuth N.Durvalumab，with or without tremelimumab，plus platinum-etoposide in first-line treatment of extensive-stage small-cell lung cancer：3-year overall survival update from CASPIAN[J].ESMO Open，2022，7（2）：100408.

[4]Ying Cheng MD，Liang Han MD，Lin Wu PhD，et al.Effect of First-Line Serplulimab vs Placebo Added to Chemotherapy on Survival in Patients With Extensive-Stage Small Cell Lung

Cancer The ASTRUM-005 Randomized Clinical Trial[J].JAMA，2022，328（12）：1223-1232.

[5]Ramos-Casals M，Brahmer JR，Callahan MK，et al.Immune-related adverse events of checkpoint inhibitors[J].Nat Rev Dis Primers，2020，6：38.

[6]Sullivan RJ，Weber JS.Immune-related toxicities of checkpoint inhibitors：mechanisms and mitigation strategies[J].Nat Rev Drug Discov，2022，21：495-508.

[7]Dougan M，Luoma AM，Dougan SK，et al.Understanding and treating the inflammatory adverse events of cancer immunotherapy[J].Cell，2021，184：1575-1588.

第二章　非小细胞肺癌

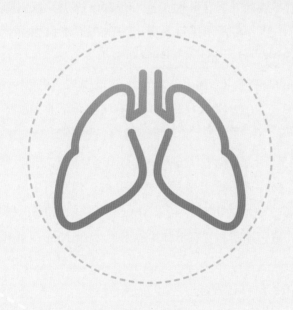

病例7　ⅠA期ROS-1阳性非小细胞肺癌的术后复发治疗

一、病例摘要

基本信息： 患者女性，47岁。2021年11月因"咳嗽1个月余"外院初诊。

现病史： 患者2021年11月因"咳嗽1个月余"就诊外院，行PET-CT：右肺下叶外基底段见不规则团块影，大小21.8mm×15.9mm，病变伴糖代谢增高SUV 3.7，考虑该病变具有恶性倾向，但不能除外肉芽肿性炎症。颈部、纵隔及双侧肺门淋巴结未伴糖代谢增高，考虑炎性淋巴结。纵隔4R区见一大小为18.6mm×14.2mm大小淋巴结，未伴FDG摄取增高，考虑炎性淋巴结。2022年1月8日化验CEA 0.55ng/ml、CA125 6.76U/ml、CYFRA21-1 1.59ng/ml、NSE 7.37ng/ml均在正常范围内。初步诊断为"右下肺癌（$cT_{1c}N_0M_0$，ⅠA3期）"，2022年2月11日于外院行胸腔镜下右肺楔形切除术，肋间神经封闭术。术后病理：（右下肺结节）肺浸润性腺癌，腺泡型（约65%）＋乳头型（约20%）＋实体型（约15%），肿瘤大小2.2cm×1.6cm×1.3cm，可见气道播散，未见脉管、神经及胸膜累犯，吻合钉切缘未见癌。免疫组化：TTF1（＋），NapsinA（＋），P63（少许细胞+），CK7（＋），CDX2（－），GATA3（－），EBER（－）。NGS：EZR-ROS1融合，丰度9.0%。修正诊断为"右下肺腺癌术后（$pT_{1c}N_0M_0$ ⅠA3期）EZR-ROS1融合阳性"。

2023年5月外院PET-CT：双侧锁骨上区、纵隔（1、2、3、4、5、6、10）见多枚大小不等淋巴结影，SUV_{max} 14.8，较大者位于右侧锁骨区，大小约27.0mm×18.5mm。行右锁骨上淋巴结穿刺活检，病理：（颈部淋巴结）低分化癌转移：形态结合免疫表型符合伴有CK5/6阳性表型的肺低分化腺癌淋巴结转移。免疫组化：CK（＋），CK7（＋），CK5/6（＋），NapsinA（＋），P63（小灶状+），P40（个别细胞+），TdT（－）、P53（＋，野生型），P16（－），CDX2（－），CK20（－），EBER（－），PDI（－），PDLI（＋，TPS为90%），Ki67（＋，90%）。NGS：EZR-ROS1融合，丰度6.91%。

既往史： 既往体健。

个人史、家族史：否认吸烟饮酒史。母亲患肺癌。

查体：PS 1分，双肺未闻及明显干、湿性啰音。心腹查体未见明显异常。

二、入院诊断

右下肺腺癌术后。

双侧锁骨上区、纵隔多发淋巴结转移。

EZR-ROS1融合阳性。

PD-L1 TPS 90%。

三、诊疗经过

多学科会诊意见：

ROS1融合多见于年龄≤50岁、女性、不吸烟的晚期腺癌患者，诊断时脑转移率高达40%。2023版NCCN指南、CSCO指南及ESMO指南均推荐克唑替尼/恩曲替尼作为ROS1融合阳性NSCLC患者的一线治疗。MDT会诊协作，2023年5月开始恩曲替尼600mg/d靶向治疗。

2023年8月复查PET-CT（病例7图1）：双侧锁骨上区、纵隔转移性淋巴结治疗后改变，对比2023年5月31日PET-CT淋巴结体积明显缩小，糖代谢明显降低。不良反应主要为体重增加，自2023年5月开始服药至2023年11月体重增加20kg，此外还出现乏力和记忆力衰退。

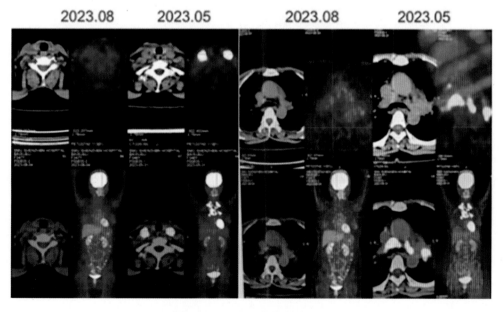

病例7图1　2023年8月PET-CT

四、诊疗经验

本例患者一线治疗进展后经多学科诊疗，疾病得到了有效控制，靶向治疗的及时介入增加了患者的生存获益。但该患者的分期、手术方式及治疗选择等方面仍有一些值得进一步思考之处。

（一）分期及手术方式方面

在肺癌治疗中，精准分期至关重要。针对本例患者，首先，我们不应将直径为2.0cm和2.1cm的病灶简单地同等看待。其次，患者的主要病灶前方还存在另一实性结节和毛玻璃结节，需要鉴别这些病灶是转移的卫星灶还是阻塞性炎症。术后病理证实，患者存在气腔播散，这反而印证了主病灶前方的病灶是由气腔播散导致的卫星灶。因此，该患者的T分期应更恰当地分为T_3。这一点鲜明地体现了术前MDT分期的重要性。此外，术后病理也应对每个病灶进行单独判读。

2023 CSCO非小细胞肺癌诊疗指南Ⅱ级推荐指出，对于≤2cm、位于肺外野1/3的病灶，可以行楔形切除或肺段切除。JCOG0201研究将影像学非浸润性肺癌定义为直径≤2cm、实性成分比例（CTR）≤0.25，JCOG0804研究证实对于影像学非浸润性肺癌楔形切除5年无复发生存期（RFS）达99.7%。但依据肺部结节（≤2cm）楔形切除胸外科全国专家共识（2023版）推荐，对于术中冰冻病理为浸润性腺癌的肺部结节（≤2cm）且CTR≤0.5，应采用的手术方式仍存在争议。同时，该类结节手术纵隔淋巴结是否需要清扫，也存在一定争议。

对于NSCLC患者，若主病灶周围存在脉管癌栓、胸膜侵犯、微卫星转移灶、气腔播散等肿瘤分期升级情况，不建议采用肺楔形切除术。本患者病理检查已明确发现气腔播散证据，若行楔形切除术则不够恰当，这可能为后期复发埋下隐患。相较之下，选择标准肺叶切除术辅以系统性淋巴结清扫，可能为患者带来更大的获益。

（二）治疗方面

ROS1融合是一种罕见的肺癌驱动基因，在亚洲人中发生率为2%～3%，高于白种人。ROS1融合最常见的融合伴侣是CD74和EZR，融合断点最常发生在ROS1基因第30～第34号内含子。基于国内外指南推荐及MAIC研究的数据，该患者选择了恩曲替尼作为术后进展后的治疗，并达到了比较满意的疾病控制效果。

靶向治疗作为晚期ROS1融合NSCLC的一线标准治疗，已获得广泛认可。然而，目前尚缺乏关于ROS1融合NSCLC术后辅助靶向治疗的证据。在术后治疗方案方面，需根据患者具体情况加以考虑。对于R0切除（完全切除）的患者，无须接受辅助放疗。

针对本例患者，术后仅1年余即出现了多发淋巴结转移。鉴于ROS1阳性患者容易发生脑转移，对患者进行头颅核磁共振检查以评估颅内是否有侵犯显得十分重要。若证实患者仅存在上述淋巴结转移（N3），可以尽早采取局部放疗或同步放化疗，以期改善患者预后，尽量达到潜在根治目的。

靶向治疗后的耐药问题是临床医生必须面对的一个棘手难题。与EGFR/ALK类似，ROS1耐药的原因可分为三种主要类型：首先是ROS1继发突变，其中约50%为G2032R突变；其次为旁路激活耐药，如PIK3CA突变、PAS家族成员活化、KIT激活突变等；最后为表型转化，以上皮细胞间质转型为主。因此，在靶向治疗过程中，若患者出现广泛进展，重新取检以明确病理和基因突变状况是至关重要的步骤。

多学科诊疗团队的全程参与有助于实现精准分期和精准治疗，为患者争取最大获益。我们应充分重视MDT在肿瘤治疗中的重要性，确保患者获得最佳治疗方案。

（供稿：北京大学深圳医院　周凤睿）

（审稿：北京大学深圳医院　王树滨　刘雅洁）

参考文献

[1]Ito H，Suzuki K，Mizutani T，et al.Long-term survival outcome after lobectomy in patients with clinical T1 N0 lung cancer[J].J Thorac Cardiovasc Surg，2020，S0022-5223（20）30054.

[2]Suzuki K，Watanabe SI，Wakabayashi M，et al.A single-arm study of sublobar resection for ground-glass opacity dominant peripheral lung cancer[J].J Thorac Cardiovasc Surg，2020，S0022-5223（20）33043-33049.

[3]Hu J，Chen J，Chen C，et al.Wedge resection of pulmonary nodules（≤2cm）：A consensus statement by specialists of thoracic surgery（2023 edition）[J].Zhongguo Fei Ai Za Zhi，2023，26（5）：338-347.

[4]Harada G，Yang SR，Cocco E，et al.Rare molecular subtypes of lung cancer[J].Nat Rev Clin Oncol，2023，20（4）：229-249.

[5]Zhang Q，Wu C，Ding W，et al.Prevalence of ROS1 fusion in Chinese patients with non-small cell lung cancer[J].Thorac Cancer，2019，10（1）：47-53.

[6]Wu YL，Yang JC，Kim DW，et al.Phase Ⅱ Study of Crizotinib in East Asian Patients With ROS1-Positive Advanced Non-Small-Cell Lung Cancer[J].J Clin Oncol，2018，36（14）：1405-1411.

病例8 ⅠA期 ALK阳性非小细胞肺癌的术后复发治疗

一、病例摘要

基本信息：患者男性，60岁。2017年7月3日因"发现左肺下叶结节"入院。

现病史：患者2017年6月26日行胸部增强CT（病例8图1）提示左肺下叶背段结节灶，恶性待排，建议进一步检查，全内脏反位。为进一步诊治住院。

既往史：既往体健。

个人史、家族史：否认吸烟饮酒史。

查体：浅表淋巴结未触及肿大，双肺未闻及明显干、湿性啰音。

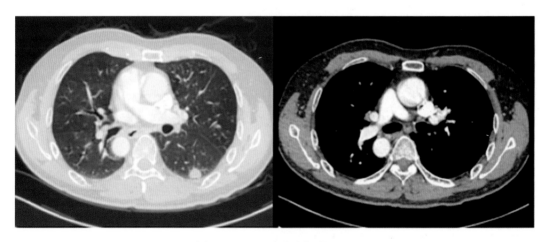

病例8图1　入院前胸部增强CT

二、入院诊断

左肺下叶结节待查。

三、诊疗经过

1. 入院检查及治疗　脑MRI及骨扫描未见异常。2017年7月7日行VAST左肺下叶切除术，术后病理回报：（左下叶）浸润性腺癌（微乳头型为主）。肿瘤表面胸膜未见胸膜浸润。未见明确神经浸润。未见明确脉管内瘤栓。切缘未见瘤累及。免疫组化：弹力纤维（−），ALK（D5F3 VENTANA）（+），ALK−N（+），TTF−1（+），NapsinA（+），P40（−），CK5/6（−），PD1（−），PDL1（−），C−MET（−）。检查所见：左下叶大小15cm×12cm×6cm，切面见灰白色结节，大小1.5cm×1.3cm，质中，界尚清，距支气管切缘7.0cm，近胸膜，周围型，胸膜凹陷。淋巴结无转移：5组（0/2），6组（0/2），7组（0/2），8组（0/1）。基因检测：EGFR所检测位点未见突变，EML4−ALK融合阳性。术后分期：$pT_{1b}N_0M_0$　ⅠA3 EML4−ALK融合阳性。术后定期复查，术后1个月发现胸腔内存在明显分隔（病例8图2），2017年8月予胸腔内注射尿激酶打破分隔，促进引流及肺复张。2017年11月3日术后第一次复查（病例8图3A、图3B、图3C），影像学无进展征象，癌胚抗原（CEA）较前降低（9.04μg/L）。2018年5月3日术后第二次复查（病例8图4），影像学仍无进展征象，但CEA持续升高（12.6μg/L），需考虑术后复发及转移可能。

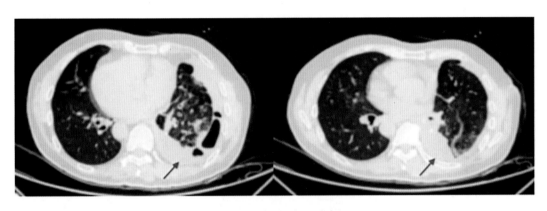

病例8图2　术后1个月胸部CT

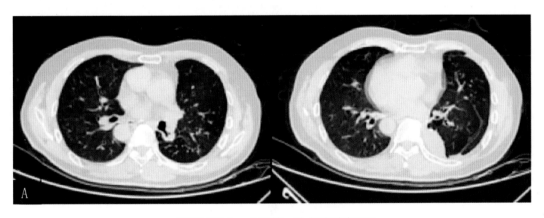

病例8图3A　术后第一次复查胸部CT

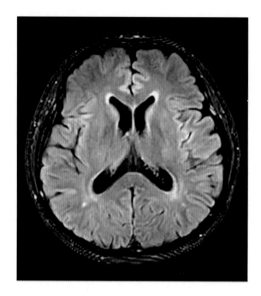

病例8图3B　术后第一次复查脑MRI

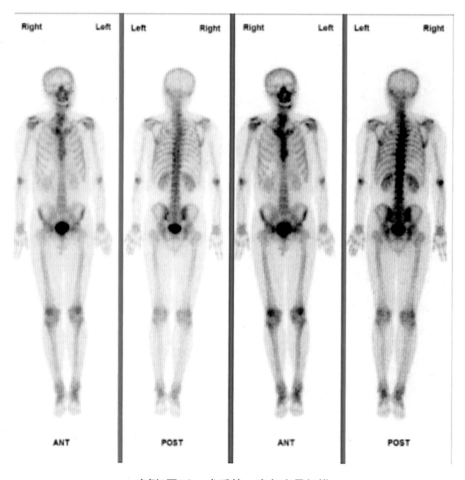

病例8图3C　术后第一次复查骨扫描

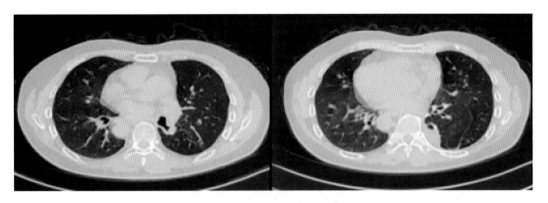

病例8图4　术后第二次复查胸部CT

2018年9月6日行PET/CT（病例8图5）：左下肺癌术后，左肺上叶后段支气管旁结节灶，考虑复发；左侧锁骨区、纵隔及左肺门多发淋巴结转移；左上肺小结节与2017年5月26日PET/CT对比增大，考虑转移可能，请随访；左下胸膜转移可能；两肺陈旧灶。2018年9月20日行左颈部淋巴结活检（病例8图6）：（左颈部淋巴结）见异型细胞，倾向转移性腺癌。

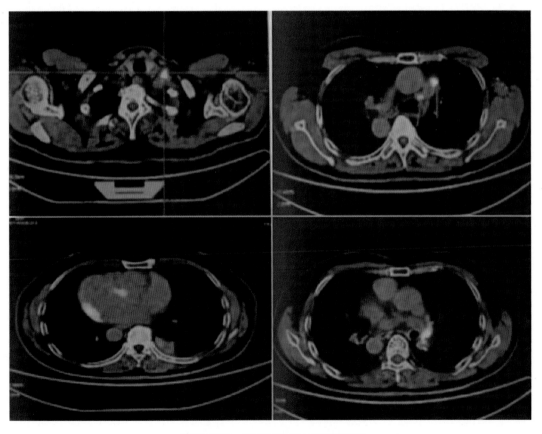

病例8图5　2018年9月6日PET/CT

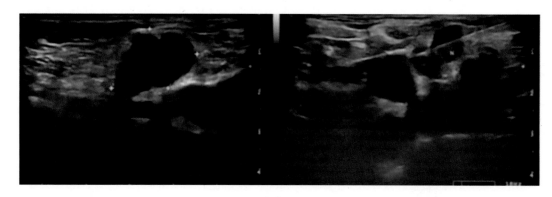

病例8图6　左颈部淋巴结活检

2．多学科会诊意见　ALEX研究结果显示，一线阿来替尼治疗组中位无进展生存期（PFS）达到34.8个月，比一代ALK抑制剂延长超过3倍，且安全耐受性好。基于此，国内外权威指南均将阿来替尼作为ALK融合突变晚期非小细胞肺癌的优选推荐。

MDT会诊协作，该患者于2018年8月6日开始口服阿来替尼靶向治疗。

2018年10月15日复查胸部CT病灶稳定（病例8图7），CEA较前降低。2020年2月15日、2021年1月12日、2022年1月6日复查胸部CT病灶稳定（病例8图8），期间监测CEA正常。2021年5月11日PET/CT：左下胸膜下及肋间脂肪间隙转移灶活性残留；左侧锁骨区、纵隔及左肺门转移淋巴结较前代谢减低，体积缩小，部分消失；左肺下叶背段转移灶治疗后活性受抑制；整体较前好转。2022年4月30日复查胸部CT（病例8图9）较既往PET/CT（病例8图10）病灶稳定，但CEA升高（29.28μg/L）。2021年5月14日复查脑核磁未见转移征象（病例8图11）。

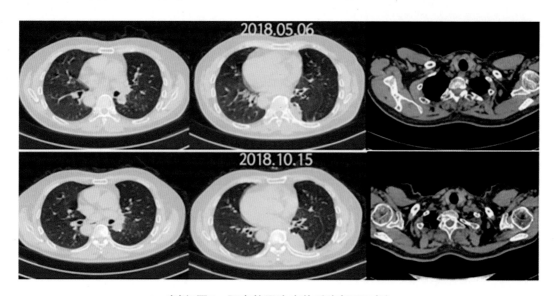

病例8图7　阿来替尼治疗前后胸部CT对比

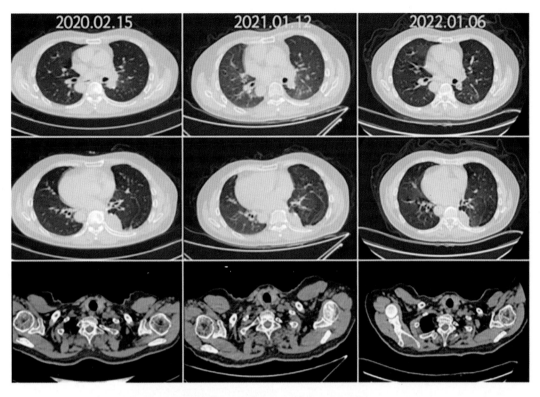

病例8 图8　随访期间胸部CT变化情况

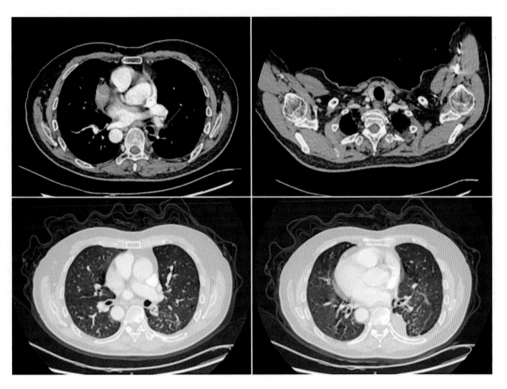

病例8图9　2022年4月30日复查胸部CT

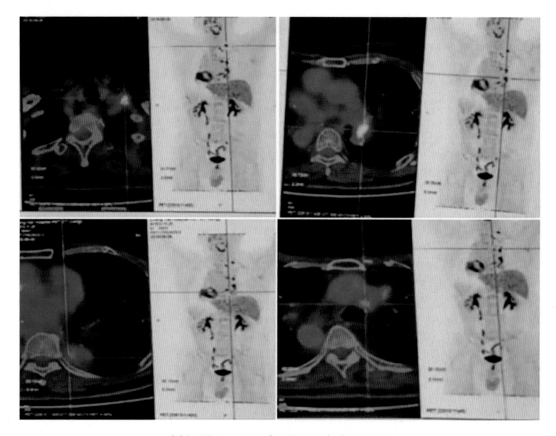

病例8 图10　　2021年5月11日复查PET/CT

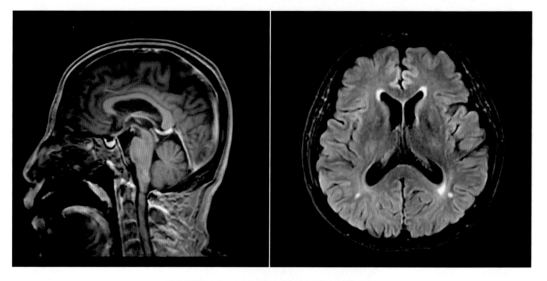

病例8图11　　2021年5月14日复查脑MRI

　　患者CEA进行性升高，但PET/CT及脑核磁均未发现新发病灶。2021年7月3日行超声支气管镜检查（EBUS），病理回报：（EBUS）少量非小细胞癌，免疫组化提示为腺癌。免疫组化：TTF-1（SPT24）（+），NapsinA（+），P40（-），CK5/6（-），PD-L1（E1L3N）（-），PD-L1（22C3）（-），CK（+）。靶向治疗伴随诊断结果：ALK（VENTANAD5F3）（-）。NGS检测回报：ALK突变（EML4-ALK融合、p.I1171N第22外显子错义突变、ALK-IGR融合）。

四、诊疗经验

非小细胞肺癌（NSCLC）ALK基因突变的发生率为3%~7%。ALK突变主要分为融合、扩增和点突变三大类，其中尤以ALK基因融合突变最为常见。在ALK基因融合突变中，EML4-ALK是最典型的亚型，其出现频率占ALK融合突变的29%~33%，现已确定超15个EML4-ALK融合亚型，最常见的是V1、V3a/b和V2。多见于不吸烟或少量吸烟的年轻女性患者。

ALINA研究旨在评估早期ALK+NSCLC患者中阿来替尼与化疗作为辅助治疗的有效性和安全性。其结果显示，无论在Ⅱ~ⅢA期还是ⅠB~ⅢA期患者中，阿来替尼辅助治疗均为患者带来了显著的无病生存期（DFS）获益和有临床意义的中枢神经系统（CNS）DFS获益，对比化疗降低了78%的CNS复发或死亡风险。但国内外指南及临床研究对于ⅠA期肺癌术后靶向辅助治疗是否获益尚无明确证据，故本文患者在术后仅做了定期复查。

患者术后14个月出现了肿瘤复发进展。NCCN指南和《中国非小细胞肺癌ALK检测临床实践专家共识》中，免疫组化Ventana检测被认可为ALK基因突变的可靠检测方法，本例患者免疫组化及基因检测均提示EML4-ALK融合突变，一线诊断EML4-ALK融合非小细胞肺癌无误，也为患者提供了后续治疗的关键信息。

凭借ALEX研究的卓越数据，阿来替尼成为了国内外指南中对ALK融合晚期NSCLC的一线优选推荐。ALESIA研究中，阿来替尼更是以惊艳的PFS数据、优越的CNS转移防控能力和可控的安全性带领晚期ALK+NSCLC迈入了新时代。本例患者在术后出现肿瘤进展时，及时口服阿来替尼靶向治疗，最终达到了令人满意的疾病缓解和PFS。

耐药是靶向治疗终将面对的难题。针对发生寡转移的患者，可以选择继续原方案全身治疗的基础上增加局部根治性治疗（如局部放疗、手术），这一理论已在2022年的ASCO会议上被SINDAS研究证实，并获得了CSCO指南的推荐。而对于发生全身进展的患者，推荐再次活检并行基因检测以明确耐药机制。

目前已知的二代ALK-TKI的耐药机制包括：ALK依赖性耐药、非ALK依赖性（旁路激活）耐药、组织类型转化及其他原因耐药。在ALK依赖性耐药突变中，G1202R突变是迄今为止最为常见且耐药性最强的一种。它通过在激酶活性部位引入空间位阻，限制了TKI的结合，从而发挥了耐药作用。V1180L突变和I1171N/S/T突变紧随其后，它们通过破坏范德华力和氢键，影响了TKI与激酶的结合，进而产生了耐药性。这三种突变的出现，提示了通过更换其他ALK-TKI来继续治疗的潜在策略。此外，GCNt/基因扩增也是ALK依赖性耐药的一个重要机制。旁路信号通路激活包括EGFR突变、KRAS突变、BRAF突变、MET扩增、ROS1融合等，针对这些旁路信号通路的激活可以选择对应的靶向治疗药物进行治疗。然而，对于那些没有可治疗靶点或发生了组织类型转化的患者，治疗选择则更为有限。在这种情况下，化疗仍然是一个重要的治疗选项。此外，化疗可以与抗血管靶向治疗或免疫治疗联合使用，以提高疗效。

本例患者在2021年7月的EBUS组织样本中，通过NGS检测出了I1171N突变，为疾病进展时的治疗决策提供了重要依据，在明确疾病进展后可以选择更换为其他二代或三代ALK-TKI治疗，或者选择更为先进的四代ALK-TKI。因此，对于ALK融合阳性的患者，在阿来替尼耐药后，再次进行NGS基因检测以明确耐药机制，不仅是一种科学的治疗决策，也是实现精准医疗、提高治疗效果的重要步骤。这种做法有助于优化患者的治疗路径，为他们带来更好的预后和生活质量。随着肺癌治疗领域的不断发展，这种个体化的治疗策略将更加普遍，为肺癌患者提供更多的治疗选择和希望。ALK-TKI的迭代更新已帮助ALK+NSCLC患者进入慢病化管理时代，MDT团队的加入将为患者带来更科学的个体化治疗方案，进一步优化慢病时代的治疗，扩大患者获益。

（供稿：上海市东方医院　熊安稳）

（审稿：上海市东方医院　周彩存）

参考文献

[1]Lin JJ，Zhu VW，Yoda S，et al.Impact of EML4-ALK variant on resistance mechanisms and clinical outcomes in ALKpositive lung cancer[J].J Clin Oncol，2018，36：1199-1206.

[2]Solomon B，et al.ALINA：efficacy and safety of adjuvant alectinib versus chemotherapy in patients with early-stage ALK+ non-small cell lung cancer（NSCLC）.Presentation at：European Society for Medical oncology Congress，2023 October 20~24.Late-breaking abstract #2075.

[3]中国非小细胞肺癌ALK检测模式真实世界多中心研究专家组，中华医学会病理学分会分子病理学组.中国非小细胞肺癌ALK检测临床实践专家共识[J].中华病理学杂志，2019，48（12）：913-920.

[4]Mok T，Camidge DR，Gadgeel SM，et al.Updated overall survival and final progression-free

survival data for patients with treatment−naive advanced ALK−positive non−small−cell lung cancer in the ALEX study[J].Ann Oncol，2020，31：1056−1064.

[5]Zhou C，et al.Alectinib vs crizotinib in Asian patients with treatment−naïve advanced ALK+ non−small cell lung cancer： 5−year update from the Phase 3 ALESIA study.ESMO Asia，2022.

病例9 ⅡA期非小细胞肺癌的新辅助免疫治疗

一、病例摘要

基本信息： 患者男性，71岁，PS评分1分。2022年9月因"发现肺结节1年"入院。

现病史： 患者1年前查体行胸部CT：右肺上叶不规则实性结节，肿瘤不排除，两肺多发实性结节，炎性可能大，两肺散在炎性纤维灶，肺气囊，冠脉钙化。无咳嗽咳痰、胸闷、气喘，无胸背部疼痛等不适。2022年8月2日复查胸部CT：右肺上叶不规则团块，病灶较前增大，提示肿瘤性病变可能，两肺多发实性结节，较前大致相仿，炎性可能大，两肺散在炎性纤维灶伴部分间质性改变，两肺上叶间隔旁气肿，冠脉钙化。遂就诊我院。

既往史： 无烟酒嗜好；冠心病史13年，服用立普妥、阿司匹林、鲁南欣康；高血压病史10余年，安博诺控制血压。10年前行胆囊切除术，1年前因前列腺增生行前列腺切除术，术后恢复可。

二、入院诊断

右肺占位待查。

三、诊疗经过

（一）入院检查及治疗

胸部增强CT（病例9图1）：右肺上叶不规则团块，病灶较前增大，提示肿瘤性病变可能，左肺上叶淡薄灶，两肺多发实性结节，较前大致相仿，炎性可能大，两肺散在炎性纤维灶伴部分间质性改变，两肺上叶间隔旁气肿。组织病理示（病例9图2）：（右肺穿刺活检）非小细胞癌。免疫组化：TTF-1（-），P40（+）。符合低分化鳞癌。PET-CT（病例9图3）：右肺上叶胸膜下不规则团块伴胸膜牵拉、代谢异常增高（44mm×27mm，SUV_{max} 19.9），符合肺原发恶性肿瘤显像，两肺散在小结节，代谢不高，考虑炎性。头颅增强核磁未见转移征象。修正诊断为：①右肺恶性肿瘤（鳞癌，$cT_{2b}N_0M_0$ Ⅱa期，PS 1分）；②冠状动脉粥样硬化性心脏病；③高血压病。

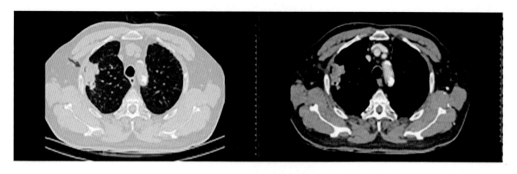

病例9图1　入院时胸部增强CT

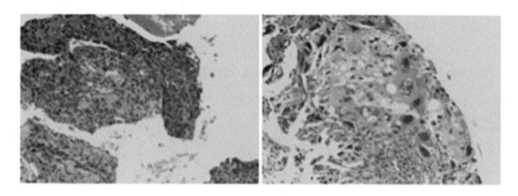

病例9图2　肺穿刺的组织病理学

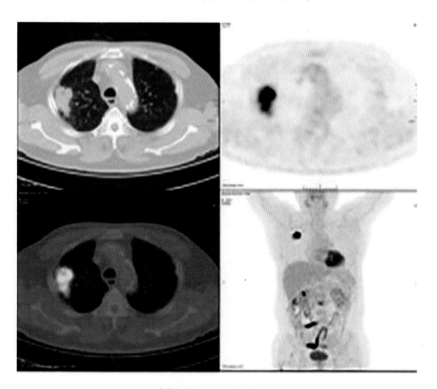

病例9图3　入院时PET-CT

（二）多学科会诊意见

《NCCN非小细胞肺癌诊疗指南（2022年版）》中提出，对于纵隔淋巴结阴性的 II 期（$T_{1abc-2ab}N_1$；T_{2b}，N_0）NSCLC优先选择手术治疗。CheckMate-816研究纳入 I B至 III A 期可切除的NSCLC患者。研究结果显示，使用新辅助免疫治疗联合化疗组的患者，其病理学完全缓解（pCR）和主要病理缓解（MPR）的比例明显高于单纯化疗组。此外，无论肿瘤分期、组织分型和PD-L1表达水平，患者均能从中获益。新辅助治疗还能增加患者的手术机会，并未增加手术的难度和复杂性。

经MDT讨论后，拟行术前新辅助化疗联合免疫3周期，其后行肺癌根治术。于2022年9月21日予以紫杉醇（白蛋白结合型）470mg d1＋卡铂428mg d1＋纳武利尤单抗340mg d1；2022年10月14日紫杉醇（白蛋白结合型）200mg d1、d8＋卡铂325mg d1＋纳武利尤单抗340mg d1。2个周期治疗中，均出现4级中性粒细胞减少伴发热。2022年10月27日复查胸部CT（病例9图4），疗效评估PR。2022年11月8日予以纳武利尤单抗340mg d1。

2022年11月30日予以胸腔镜下肺癌根治术。术中见肿块位于右上肺叶，约3cm×3cm大小，叶间、隆突下及肺门见肿大淋巴结。术后病理：右肺上叶（化疗免疫后）镜下见肺组织纤维化伴泡沫细胞形成，另见肉芽肿炎及钙化，未见明确癌细胞，符合化疗后改变，支气管切缘未见癌累及。淋巴结：第2、第4组淋巴结（0/6）、第8组淋巴结（0/2）、第10组淋巴结（0/6）、第11组淋巴结（0/4）、第12组淋巴结（0/5）、第3p组淋巴结（0/2）未见癌转移。术后病理pCR。

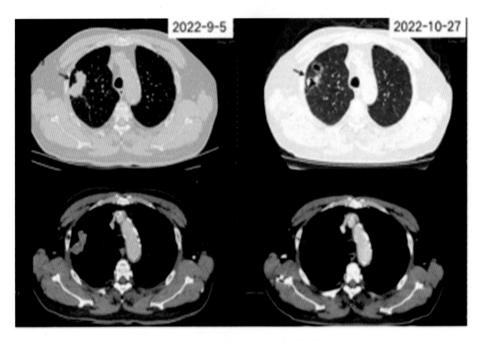

病例9图4　新辅助治疗前后胸部影像学变化

术后4周复诊（2022年12月28日），诉咳嗽，咳白黏痰，乏力，无发热，胸部CT：两肺新发渗出斑片影，血常规正常，CRP 60.4mg/L，舒普深抗感染治疗后症状改善。复查胸部CT（病例9图5）：肺内渗出病灶部分吸收。

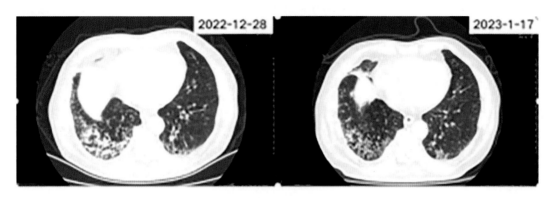

病例9图5　术后胸部影像学变化

在制订巩固治疗方案时，需要综合考虑到患者在术前两次化疗过程中均出现4级中性粒细胞减少伴发热，以及术后一个月发生肺部感染的情况。经过MDT讨论后，决定给予患者纳武利尤单抗连续3个周期的免疫巩固治疗。在治疗前，建议对肺穿刺标本进行基因检测及PD-L1检测，以评估患者是否需要进行一年持续治疗。

完善PD-L1，TPS＝90%，EGFR 19DEL阳性。2023年1月17日、2023年2月7日、2023年2月28日予以纳武利尤单抗340mg d1 q3w免疫维持治疗。患者在治疗后出现高敏肌钙蛋白明显升高，但并无胸痛等不适症状，心电图无ST段改变，冠脉CTA显示轻中度狭窄。为警惕免疫性心肌炎，遂暂停免疫治疗。后续监测显示，高敏肌钙蛋白水平逐渐下降至正常。2023年8月复查胸部CT（病例9图6）未见复发征象。

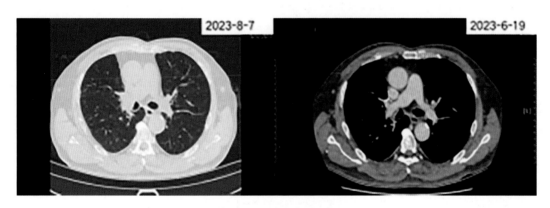

病例9图6　随访期间胸部CT

四、诊疗经验

在本例患者中，采用新辅助治疗后成功实施手术治疗，目前的疗效评估为病理学完全缓解（pCR）。多学科诊疗策略在此过程中发挥了至关重要的作用，为患者提供了更精准的治疗方案和优质的医疗服务。在整个治疗过程中，术前新辅助治疗是患者手术治疗后获得pCR并获得较长生存的关键，手术和术后免疫治疗的叠加和序贯作用不容忽视。但在诊疗细节上，NSCLC的病理诊断、可切除NSCLC围手术期辅助治疗模式、新辅助治疗术后的维持治疗等问题仍值得进一步探讨。

（一）病理诊断方面

2022年我国肺癌诊疗指南推荐对于Ⅱ～ⅢA期NSCLC、N1/N2阳性的非鳞癌患者及小标本鳞癌患者进行EGFR突变基因检测。EGFR基因是非小细胞肺癌中最常见的驱动基因之一，突变频率约50%。近年来国内外针对EGFR基因突变的最新研究显示，EGFR基因突变主要存在于外显子18、19、20、21，且以肺腺癌为主，亚裔、女性、非吸烟者多发，且瘤体积更小、分期更早的人群更易从靶向治疗中获益。EGFR突变可导致受体酪氨酸激酶结构域异常活化，引起细胞向恶性转化。表皮生长因子受体酪氨酸激酶抑制剂（EGFR-TKIs）目前已经被广泛用于治疗晚期NSCLC，其疗效已经得到普遍认可。

本例患者病理标本较少，免疫组化只包含了TTF-1及P40等指标，鳞癌诊断明确。目前NCCN等指南指出鳞癌的分子检测为2类推荐，但对于非吸烟的鳞癌患者，进行分子检测对于指导后续治疗具有重要意义。该患者术前标本EGFR 19DEL阳性，鳞癌合并EGFR基因突变临床较为少见，将会为后续治疗决策提供依据。值得注意的是，肿瘤具有明显的异质性，其基因检测结果在不同时间可能存在差异。因此，为了获得更准确的个体化治疗方案，建议在术前和术后均进行完善的基因检测。

本例临床诊断为ⅡA期NSCLC患者，若完善术前、术后基因检测对于指导后续治疗决策可能具有重要意义。截至目前，大量数据表明，免疫治疗联合化疗的新辅助治疗有效提高了NSCLC患者的病理缓解率和总体生存率，但主要适用于EGFR或ALK阴性的ⅠB～ⅢA期或局部晚期NSCLC患者。因此，在术前和术后进行基因检测对于指导治疗方案的制定具有重要意义。特别是对于接受新辅助治疗后免疫治疗效果不佳的患者，完善基因检测仍然具有重要的临床价值。

（二）临床治疗方面

根据2021年的NCCN指南，手术仍然是治疗可切除的ⅠA期至ⅢA期非NSCLC的最常用和最有效的治疗方法。然而，即使接受了手术，患者的5年生存率仍不尽如人意，这一问题亟待解决。

新辅助治疗为改善早期肺癌患者远期存活率和提高治愈率提供了新的前景。多项研究证实了术前新辅助化疗、术后辅助化疗均较单纯手术可提高患者的总体生存时间和无进展生存期。然而，因其较为明显的毒副作用导致患者耐受性较差，5年生存率仅提升5%。目前，众多Ⅲ期临床研究已经证实，术后辅助免疫治疗在耐受性、安全性和疗效等方面相较于术后辅助化疗具有显著优势。

然而，目前对术前新辅助免疫治疗的研究较少，且主要集中于Ⅰ期、Ⅱ期研究。目前已有多项Ⅱ期试验表明在ⅠB期–ⅢA期NSCLC患者中应用新辅助免疫治疗联合化疗这一方案的有效性。在Ⅲ期临床研究方面，目前有多种单药及联合方案新辅助免疫治疗的Ⅲ期试验正在进行。CheckMate 816试验是第一个报告早期结果的新辅助免疫联合化疗的随机Ⅲ期试验。2022年公布的最新数据显示，与化疗组相比，免疫治疗联合化疗组患者在EFS和pCR均获益更佳，在安全性方面两组无显著差异。CheckMate 816研究结果进一步体现了免疫治疗在新辅助治疗中的优越性。

本例患者术前分期为ⅡA期，对于ⅠB–ⅢA期患者的最佳治疗策略，无疑是当前肺癌综合治疗领域关注的热点。针对此类患者，免疫治疗有望成为未来探索的新治疗模式。然而，在术前新辅助免疫治疗、术后辅助免疫治疗以及"夹心式治疗"这三种治疗模式的选择上，目前已有许多临床研究结果公布，为临床实践提供了有益的参考。

多项研究证实，相较于PD-L1低表达患者，高表达患者在接受免疫治疗时疗效更显著。因此，在进行新辅助免疫治疗时，关注患者的PD-L1表达水平显得尤为重要。本例患者PD-L1高表达合并EGFR外显子缺失在临床上较为罕见。既往研究发现，少数携带EGFR突变的患者在新辅助免疫联合化疗治疗后取得一定获益，但多数患者预后仍不容乐观。因此，对于大多数驱动基因阳性的非小细胞肺癌患者，靶向治疗可能更为适宜。然而，针对这部分患者中的一部分，若免疫治疗已显示出疗效且患者能耐受，仍应考虑采用新辅助免疫联合治疗，持续进行一年免疫治疗。然而，若免疫治疗风险较高，EGFR-TKI治疗亦可作为可选的治疗策略。因此，在实际临床工作中，需根据患者的个体化特点，通过多学科团队的综合讨论来制订最佳治疗方案。目前关于PD-L1高表达合并EGFR基因突变的患者的研究数据尚不充足，有待进一步开展大量研究以揭示此类患者的最佳治疗策略。

（供稿：温州医科大学附属第一医院 张冬青）

（审稿：温州医科大学附属第一医院 李玉苹）

参考文献

[1]国家卫生健康委办公厅.原发性肺癌诊疗指南（2022年版）[J].协和医学杂志，2022，13（4）：549-570.

[2]吴丹，李静，姚梅宏，等.非小细胞肺癌表皮生长因子受体、间变性淋巴瘤激酶、ROS1基因突变及突变共存的临床病理学意义[J].中华病理学杂志，2021，50（3）：251-253.

[3]Chaft JE，Shyr Y，Sepesi B，et al.Preoperative and Postoperative Systemic Therapy for Operable Non-Small-Cell Lung Cancer[J].J Clin Oncol，2022，40（6）：546-555.

[4]Forde PM，Spicer J，Lu S，*et al.*Nivolumab＋platinum-doublet chemotherapy *vs* chemotherapy as neoadjuvant treatment for resectable（Ⅰb～Ⅲa）non-small cell lung cancer in the phase 3 Check Mate 816 trial.In Proceedings of the American Association for Cancer Research Annual Meeting，Philadelphia，PA，USA，2021，10-15.

病例10 ⅡB期非小细胞肺癌的术后化疗 联合免疫辅助治疗

一、病例摘要

基本信息： 患者男性，58岁，ECOG 1分。2022年11月28日因"胸闷3个月，发现右肺上叶占位5天"就诊。

现病史： 患者2022年11月23日因"胸闷"于菏泽市定陶区人民医院，行胸部CT：①右肺上叶占位性病变、右肺门淋巴结增大，建议增强CT或纤支镜检查除外恶性肿瘤；②双肺局限性肺气肿并局部肺大疱形成；③双肺局限性慢性炎症、纤维灶；④左侧肾上腺类圆形结节，请结合超声或增强扫描。后至山东省千佛山医院就诊，胸部CT提示右肺上叶占位性病变、右肺上叶阻塞性肺炎；双肺肺气肿、肺大疱，左肺下叶钙化灶。为进一步诊治于2022年11月28日收住院治疗。

个人史： 吸烟30余年，平均40支/日，已戒烟6年。

婚育史： 育3子1女，子女体健。

既往史： 2014年因"腮腺囊肿"行手术治疗。

二、入院诊断

1. 右肺上叶占位待查

右肺门淋巴结肿大 转移？

2. 右肺上叶阻塞性肺炎。

三、诊疗经过

1. 入院检查及治疗 胸部CT（病例10图1）：右肺上叶癌伴右肺门淋巴结转移；右肺上叶阻塞性炎症，双肺气肿；肝囊肿，胆囊炎。颅脑增强MRI：脑内少许脱髓鞘斑，全身骨扫描：全身诸骨显像未见异常，均未见远处转移征象。术前评估肺功能：小气道通气功能障碍，轻度肺弥散功能障碍。术前支气管镜：右肺上叶1分支内见新生物阻塞管腔。术后组织病理（病例10图2）：鳞状细胞癌。免疫组化：CK5*（+），P40

（＋），P63（＋），CK7（－），TTF-1（－），NapsinA（－）。初步诊断：右肺上叶癌并右肺门淋巴结转移（鳞癌，$cT_{2a}N_1M_0$ ⅡB期）、右肺阻塞性肺炎、双肺肺气肿。

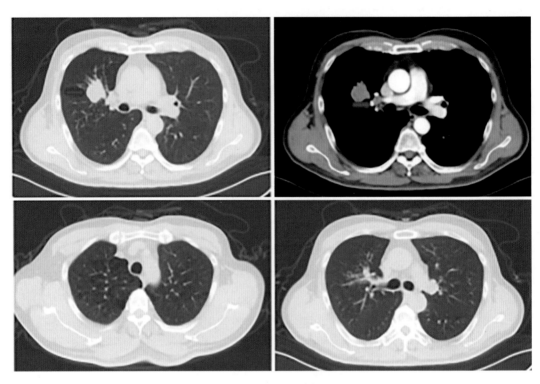

病例10图1　术前胸部CT

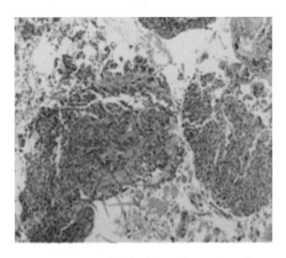

病例10图2　右肺纤支镜活检组织病理学

2022年12月5日行单孔胸腔镜下右肺上叶切除术＋肺门、纵隔淋巴结清扫术。术后病理（病例10图2）：（右肺上叶）低分化鳞状细胞癌，未侵犯脏层胸膜（PL0），脉管内见癌栓，未见气腔播散。支气管断端未见癌。区域淋巴结状态：支气管周（0/5）、

"2组"（0/2）、"2+4组"（0/2）、"7组"（0/3）、"10组"（0/1）、"11组"（1/5）。免疫组化：PD-L1（22C3），TPS为80%。术后诊断：右肺上叶癌并右肺门淋巴结转移根治术后（鳞癌 $pT_{2b}N_1M_0$ ⅡB期，PD-L1 TPS 80%）；双肺肺气肿。

2．多学科会诊意见　根据患者术后病理分期，有术后辅助化疗指征，建议：①紫杉类联合铂类药物化疗4周期；②PD-L1阳性且无免疫治疗禁忌，考虑辅助化疗后阿替利珠单抗辅助治疗1年。

遂于术后行辅助治疗：2023年1月14日至3月25日行术后辅助化疗4周期（白蛋白结合型紫杉醇400mg d1，卡铂0.4g d1，q21d）。4月17日至6月21日辅助免疫治疗（阿替利珠单抗1200mg d1 q21d）。辅助治疗期间胸部CT未见肿瘤复发及转移征象（病例10图3）。整体安全性良好，未发现治疗相关不良反应。

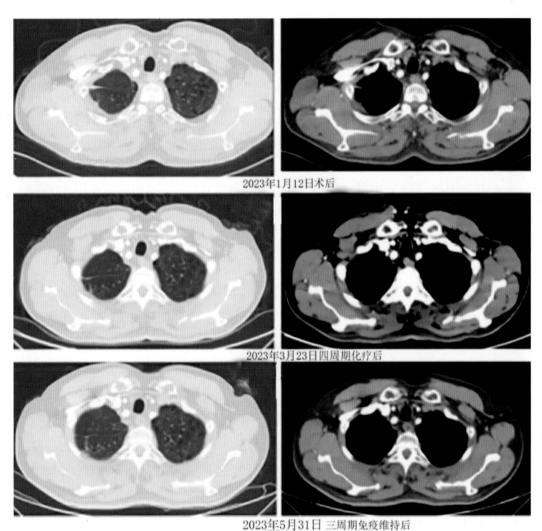

2023年1月12日术后

2023年3月23日四周期化疗后

2023年5月31日三周期免疫维持后

病例10图3　辅助治疗期间胸部CT变化

四、诊疗经验

Ⅰ期、Ⅱ期和部分可切除的ⅢA期NSCLC患者的临床治疗目标是治愈。然而，NSCLC的5年生存率（OS）从ⅠA1期的92%到ⅢA期的36%，这一降低的趋势显示出早期可手术患者在术后可能仍存在微小残留病灶。术后辅助治疗的探索和应用有利于提高这部分患者的生存期和治愈率。在不断探索中，辅助化疗、辅助靶向治疗、辅助免疫治疗及其他辅助治疗手段层出不穷，助力寻求更加有效的NSCLC辅助治疗方案，也进一步帮助临床医生实现细分适用人群及精准治疗。

辅助化疗研究LACE-META分析表明，对于早期ⅠB～ⅢA期NSCLC，化疗对比安慰剂或观察组能够带来5.4%的5年OS获益，奠定了化疗作为术后标准辅助治疗方式的地位。

辅助靶向治疗研究中，ADAURA研究确立了辅助靶向治疗在驱动基因阳性NSCLC的治疗地位，其结果显示奥希替尼对比安慰剂显著降低了Ⅱ～ⅢA期表皮生长因子受体（EGFR）突变阳性NSCLC 77%的疾病进展或死亡风险。EVIDENCE研究证实，埃克替尼的无疾病生存期（DFS）为47.0个月，显著优于化疗的22.1个月（HR=0.36）。

对于驱动基因阴性的NSCLC，围术期免疫治疗也取得了阶段性进展，新辅助免疫或辅助免疫已被证实能够改善患者的无事件生存（EFS）及无病生存期（DFS）。PEARLS/KEYNOTE091研究显示，总体人群中，帕博利珠单抗对比安慰剂组的中位DFS为53.6个月比42.0个月（HR=0.76，P=0.0014），降低24%的疾病进展或死亡风险，且安全性良好，总体可耐受。Impower010研究中，阿替利珠单抗联合化疗显著降低了58%的疾病死亡风险。

辅助免疫治疗的理论基础在于，肿瘤手术后T细胞PD-1/CTLA-4表达增加、T细胞增殖减少和NK细胞毒性受损，从而导致免疫抑制状态，而辅助免疫治疗可以恢复术后T细胞功能。那么新辅助免疫与辅助免疫的联合能否进一步达到1+1≥2的效果呢？一方面，这种"夹心饼"模式中，新辅助免疫治疗阶段可带来病理缓解率的提升以及R0切除率的改善；另一方面，新辅助免疫治疗加术后辅助免疫治疗也能够带来EFS获益，甚至有转化为总生存获益的趋势。LCMC3研究也证实，患者在接受新辅助及手术治疗后，与未进一步接受辅助免疫治疗的患者相比，接受的患者其DFS及OS均显示出更多的获益。

具体到ⅡB期NSCLC，在手术和辅助免疫治疗之外，是否应该在术前加用新辅助免疫治疗仍存在争议。KEYNOTE-671、Neotorch等研究显示，新辅助免疫治疗联合手术及术后辅助免疫治疗后患者获益更显著，其中在ⅠB期～ⅢA期患者中，Ⅲ期及以上患者获益更明显。

在辅助免疫治疗的疗效预测方面，ctDNA、临床分期、组织学类型等的指标指导意义仍待更多研究进行探索。免疫治疗获益优势人群的筛选是治疗策略中的重要内容。PD-L1、ctDNA等一度被认为是患者预后和复发风险评估的重要指标。IMpower 010研究和Checkmate-816研究结果提示，不同治疗模式的死亡风险比存在差异，术前PD-L1高表达的患者可能会从新辅助治疗中获益更多。本文患者PD-L1高表达，与前述研究中高风险患者能从联合免疫治疗中获益的情况一致。但是，同为辅助免疫治疗研究的KEYNOTE-091研究对于PD-L1表达水平与疗效的结论与之截然相反。NADIM试验发现PD-L1或TMB与生存结局无相关性，PD-L1并无法作为理想的NSCLC免疫新辅助/辅助治疗生物标志物。或许同时结合循环肿瘤基因/MRD进行动态监测，能够有益于更好的临床策略选择和预后判断，不过仍待进一步的基础研究推动及临床研究探索。

"夹心饼"式围术期免疫治疗模式作为新型围术期模式被广泛探讨，本例患者正是该模式获益的典型代表之一。许多相关的临床研究的开展不断推进围术期免疫治疗的发展，研究结果也陆续公布结果。免疫治疗的未来一片光明，期望在各界同道的共同努力下，能够攻克难关，为肺癌患者带来福音。

（供稿：山东第一医科大学附属肿瘤医院　韩　晓）

（审稿：山东第一医科大学附属肿瘤医院　郭　珺）

参考文献

[1]Lu T，Yang X，Huang Y，et al.Trends in the incidence，treatment，and survival of patients with lung cancer in the last four decades[J].Cancer Manag Res，2019，11：943-953.

[2]Goldstraw P，et al.The IASLC Lung Cancer Staging Project：Proposals for Revision of the TNM Stage Groupings in the Forthcoming（Eighth）Edition of the TNM Classification for Lung Cancer[J].J Thorac Oncol，2016，11（1）：39-51.

[3]Passiglia F，Bertaglia V，Reale ML，et al.Major breakthroughs in lung cancer adjuvant treatment：Looking beyond the horizon[J].Cancer Treat Rev，2021，101：102308.

[4]Wu YL，et al.Osimertinib in resected EGFR-mutated non-small-cell lung cancer[J].N Engl J Med，2020，383（18）：1711-1723.

[5]Masahiro Tsuboi，et al.Osimertinib as adjuvant therapy in patients（pts）with resected EGFR-mutated（EGFRm）stage IB-ⅢA non-small cell lung cancer（NSCLC）：updated results from ADAURA[J].2022 ESMO，LBA 47.

[6]He J，Su C，Liang W，et al.Icotinib versus chemotherapy as adjuvant treatment for stage

Ⅱ-ⅢA EGFR-mutant non-small-cell lung cancer（EVIDENCE）：A randomised，open-label，phase 3 trial[J].Lancet Respir Med，2021，9（9）：1021-1029.

[7]O'Brien M，et al.Pembrolizumab versus placebo as adjuvant therapy for completely resected stage IB-ⅢA non-small-cell lung cancer（PEARLS/KEYNOTE-091）：an interim analysis of a randomised，triple-blind，phase 3 trial[J].Lancet Oncol，2022，23（10）：1274-1286.

[8]Felip E，Altorki N，Zhou C，et al.Adjuvant atezolizumab after adjuvant chemotherapy in resected stage IB-ⅢA non-small-cell lung cancer（IMpower010）：a randomised，multicentre，open-label，phase 3 trial[J].Lancet，2021，398（10308）：1344-1357.

[9]Bakos O，et al.Combining surgery and immunotherapy：turning an immunosuppressive effect into a therapeutic opportunity[J].J ImmuoTherapy of Cancer，2018，6（1）：1-11.

[10]Versluis JM，Long GV，Blank CU.Learning from clinical trials of neoadjuvant checkpoint blockade[J].Nat Med，2020，26（4）：475-484.

[11]Heymach JV，et al.AEGEAN：A Phase 3 Trial of Neoadjuvant Durvalumab+ Chemotherapy Followed by Adjuvant Durvalumab in Patients with Resectable NSCLC.In：AACR Annual Meeting 2023.Orlando，USA；April 14-19，2023：CT005.

[12]Wakelee H，et al.Perioperative Pembrolizumab for Early-Stage Non-Small-Cell Lung Cancer[J].N Engl J Med，2023，389（6）：491-503.

[13]Lu S，et al.Perioperative toripalimab + platinum-doublet chemotherapy vs chemotherapy in resectable stage Ⅱ/Ⅲ non-small cell lung cancer（NSCLC）：Interim event-free survival （EFS）analysis of the phase Ⅲ Neotorch study.In：ASCO Plenary Series（April），2023：Abstract 425126.

[14]David P.Carbone et al.Efficacy and safety of adjuvant（adj）atezolizumab（atezo）from the Phase 2 LCMC3 study，2023 AACR Abstract #CT215.

病例11　ⅡB期非小细胞肺癌的新辅助化疗联合免疫治疗

一、病例摘要

基本信息：患者男性，65岁，ECOG评分0分。2022年7月因"咳嗽、咳痰、痰中带血丝1个月余"入院。

现病史：患者于1个月前无明显诱因出现咳嗽，咳痰，痰中带血丝，无发热、咯血，无胸痛、胸闷、喘憋，无腹痛、腹泻等，2022年6月28日在当地医院行胸部强化CT示：考虑右肺下叶肺癌并周围炎症可能性大。院外未行特殊治疗。

既往史：吸烟史40年，20支/天；其余无特殊。

二、入院诊断

右肺占位待查。

三、诊疗经过

1. 入院检查及治疗　胸部CT：右肺下叶占位，考虑肺癌伴阻塞性肺不张；左侧叶间胸膜类结节，建议观察；右侧少量气胸；纵隔及右肺门淋巴结增大，考虑良性病变可能性大，建议观察；双肾囊肿；考虑胆囊腺肌症。骨ECT：全身诸骨未见明显异常。肺功能：小气道通气功能障碍。心功能：左室射血分数为67%。PET-CT（病例11图1）：结合临床，右肺下叶癌并右肺门淋巴结转移，远端阻塞性肺炎；纵隔8R区小淋巴结，考虑炎性，建议随诊；右侧胸膜局部增厚。右侧胸腔少许气胸；左肺叶间裂结节，未见高代谢，建议随诊。颅脑MRI：扫描未见确切异常。右肺穿刺活检病理（病例11图2）：低分化鳞状细胞癌。免疫组化：CgA（−），CK5（＋），CK7（−），CKpan（＋），Ki-67（＋约60%），P40（＋），Syn（−），TTF-1（−）。PD-L1（22C3）：TPS≥50%。基因检测：未做。

初步诊断：右肺下叶鳞癌（$cT_2N_1M_0$ Ⅱb期），肺门淋巴结转移。PD-L1（22C3）：TPS≥50%。

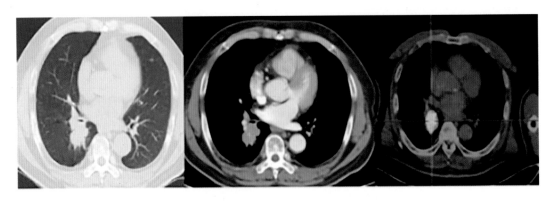

病例11图1　PET-CT

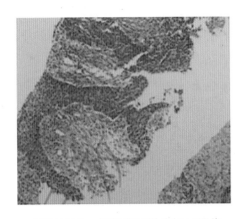

病例11图2　组织病理学病例10图像

2. 多学科会诊意见　病理学方面，肺鳞癌诊断明确，PD-L1高表达，内科可行新辅助免疫联合化疗后手术或入组相关临床研究。外科方面，患者为肺鳞癌肺门淋巴结转移，建议新辅助治疗后手术。放疗科意见为术后根据病理情况选择放疗。综合上述会诊意见，最终患者入组Neotorch临床研究。

分别于2022年7月15日、2022年8月4日、2022年8月26日行3周期治疗，特瑞普利单抗（JS001）/安慰剂、多西他赛（60mg/m²）、卡铂750mg，期间复查胸部CT（病例11图3、病例11图4），疗效评估PR。

于2022年11月行"右肺下叶切除＋肺门纵隔淋巴结清扫术"。术后病理（病例11图5）：（右肺下叶）经广泛取材：未见癌，局部见纤维化、慢性炎细胞浸润、钙化及组织细胞反应，结合临床，符合新辅助完全治疗后反应（pCR）。"气管切缘"未见癌。区域淋巴结状态：支气管周（0/3）、"2组"（0/1）、"4组"（0/5）、"7组"（0/2）、"9组"（0/2）、"10组"（0/1）、"11S组"（0/1）、"11i组"（0/4）、"12组"（0/2）。术后分期：ypT0N0M0。2022年12月复查胸部CT（病例11图6）提示病情稳定。

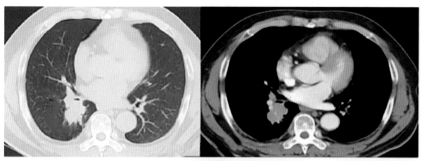

2022年7月4日

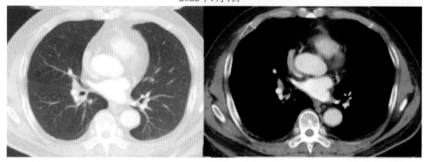

2022年8月25日

病例11图3　2周期治疗后胸部CT

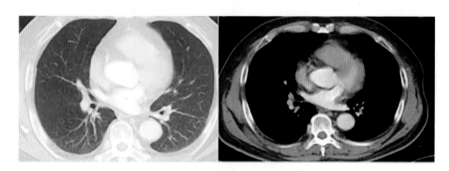

病例11图4　术前胸部CT

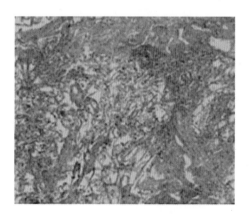

病例11图5　术后组织病理学图像

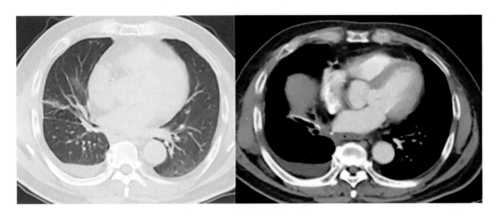

病例11图6　术后胸部CT

2022年12月15日起行术后辅助治疗，给予特瑞普利单抗（JS001）/安慰剂240mg、多西他赛（60mg/m²）、卡铂700mg。2023年1月13日至2023年7月21日按试验方案要求予以特瑞普利单抗（JS001）/安慰剂静脉滴注240mg。2023年6月随访复查胸部CT（病例11图7），提示病情稳定。

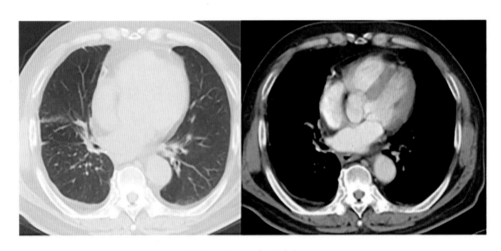

病例11图7　术后胸部CT

四、诊疗经验

在所有肺癌中，非小细胞肺癌（NSCLC）占80%～85%，临床主要治疗方法有手术、放射治疗和化疗等。随着新的治疗药物的不断发展，免疫治疗在肺癌的综合治疗中发挥着越来越重要的作用。近年来研究发现，对于可手术切除的NSCLC，新辅助免疫治疗取得一定的治疗效果，且联合化疗时可进一步提高疗效。在部分可切除NSCLC的Ⅱ期临床试验中，患者在接受新辅助免疫治疗后，病理学评估显示其总病理缓解率可高达45%。本例患者经新辅助免疫治疗联合化学治疗后再行手术治疗，目前疗效评价病理完全缓解，多学科诊疗策略发挥了重要作用。在整个治疗过程中，术前新辅助治疗是患者能够手术治疗并获得长生存的关键，术后辅助治疗也发挥了重要作用。

但在诊疗细节上，对于不同患者治疗模式的选择、新辅助治疗患者的疗效预测等问题仍值得进一步探讨。

（一）治疗模式选择方面

CheckMate-816研究在358例可切除的ⅠB～ⅢA期NSCLC患者中开展。无EGFR/ALK突变的患者被随机分配至术前接受纳武利尤单抗联合含铂双药化疗或者单用含铂双药化疗治疗组。结果显示，与单独化疗组相比，联合治疗组的病理完全缓解（pCR）率提高了10倍（24.0%比2.2%）；而且联合治疗组的pCR率在关键亚组中依然保持一致，不管疾病分期、组织学类型以及PD-L1表达水平如何。该试验的无事件生存（EFS）结果在最近公布，联合治疗组中位EFS明显改善（31.6个月比20.8个月）。作为第一个证实联合治疗能够为可切除NSCLC患者的pCR带来显著改善的Ⅲ期临床研究，CheckMate-816不但奠定了免疫联合化疗在新辅助治疗领域的重要价值，而且证实其在ⅠB～ⅢA期NSCLC治疗中的有效性；而美国食品药品监督管理局也批准其用于新辅助治疗可切除性（肿瘤≥4cm）NSCLC患者。

目前，多项免疫治疗联合化疗的新辅助治疗的Ⅲ期临床研究已经发表了相关数据，包括AEGEAN、Keynote-671、Neotorch等，其纳入对象包括Ⅱ～Ⅲ的NSCLC患者，Keynote-671研究和Neotorch研究也提供了非常好的"3+1+13"治疗方案，为临床提供了多样化的选择，但以上研究的2年EFS在对照组和实验组是相似的，"三明治"模式是否比单纯的新辅助治疗有优势目前仍难以定论。

基于目前的研究可以得到的结论是：后续无论是临床研究还是临床实践，都应该基于Checkmate-816的基础框架，选择延伸治疗方式。至于不同治疗模式的优势人群选择，目前尚缺乏足够临床数据，但免疫及化疗的临床实践发现，不同患者出现免疫激活状态或达到最佳病理缓解状态的时间存在差异。目前新辅助免疫治疗常规进行3周期，没达到主要病理缓解（MPR）以及病理完全缓解的患者可能正走在获益的路上，只是尚未获得最佳获益。而对于术后继续辅助免疫治疗是否能带来获益、哪些人群能从中获益，迄今为止已经有多项研究在予以关注，相信优势人群的筛选方法能帮助临床进行更好的治疗选择。

（二）疗效预测方面

在临床疗效预测方面，目前尚无理想的生物标志物可供实践，尽管研究显示PD-L1表达、肿瘤突变负荷（TMB）等指标和新辅助免疫治疗的疗效有一定相关性，但其作用和地位并未得到界内公认。MRD即微小残留病灶，是指癌症治疗后残留在体内的少量癌细胞（对治疗无反应或耐药的癌细胞）。2023年ASCO年会中一例局晚期NSCLC同步放化疗后采用MRD评估是否复发的案例显示，95%同步放化疗后MRD阳性的患者最终都出现了疾病复发。尽管目前MRD的临床实践还存在困难，但其敏感性很高，未来或能在肺癌治疗后的风险预测中发挥突出作用。研究证实基于循环肿瘤DNA（ctDNA）指导的MRD可评估肿瘤负荷及最小残留病灶，治疗期间ctDNA动态变化和病理反应高度一致，基线ctDNA水平可明显识别出疾病进展和死亡风险较高的患者，并可用于指导后续治疗决策，在进一步临床验证后可能具有较大的应用前景。

（供稿：山东第一医科大学附属肿瘤医院　井绪泉）

（审稿：山东第一医科大学附属肿瘤医院　朱　慧）

参考文献

[1]Cascone T，William WN Jr，Weissferdt A，et al.Neoadjuvant nivolumab or nivolumab plus ipilimumab in operable non-small cell lung cancer：the phase 2 randomized NEOSTAR trial[J].Nat Med，2021，27（3）：504-514.

[2]Forde PM，Chaft JE，Smith KN，et al.Neoadjuvant PD-1 blockade in resectable lung cancer[J].N Engl J Med，2018，378（21）：1976-1986.

[3]Girard N，Spicer J，Provencio M，et al.Abstract CT012：Nivolumab（NIVO）+ platinum-doublet chemotherapy（chemo）vs chemo as neoadjuvant treatment for resectable（ⅠB～ⅢA）non-small cell lung cancer（NSCLC）：Event-free survival（EFS）results from the phase 3 CheckMate 816 trial[J].CancerRes，2022，82（S12）：CT012-CT012.

[4]Passaro A，Attili I，De Marinis F.Neoadjuvant chemotherapy plus immunotherapy in early-stage resectable non-small-cell lung cancer[J].J Clin Oncol，2022，40（25）：2871-2877.

[5]Wan L，Wang Z，Xue J，et al.Tumor mutation burden predicts response and survival to immune checkpoint inhibitors：a meta-analysis[J].Transl Lung Cancer Res，2020，9（9）：5437-5449.

[6]Yue D，Liu W，Chen C，et al.Circulating tumor DNA predicts neoadjuvant immunotherapy efficacy and recurrence-free survival in surgical non-small cell lung cancer patients[J].Transl Lung Cancer Res，2022，11（2）：263-276.

病例12　ⅢA期非小细胞肺癌的免疫辅助治疗

一、病例摘要

基本信息：患者男性，54岁，KPS 90分。2021年8月因"右肺占位1周"入院。

现病史：患者2021年8月9日于当地体检，查胸部CT示：右肺下叶软组织肿块，大小约3.3cm×7cm；病灶内可见小泡征，边缘可见浅分叶，纵隔内未见明显肿大淋巴结，双侧胸腔内未见明显积液。为进一步诊治来我院，门诊以"右肺占位待查"收入院。

既往史、个人史、家族史：无特殊。

二、入院诊断

右肺占位待查。

三、诊疗经过

1. 入院检查及治疗　入院查胸腹部CT示（病例12图1）：右肺下叶占位（右肺下叶脊椎旁，截面约6.9cm×4.7cm，边缘浅分叶毛糙，中心可见小空泡影），考虑肺癌并阻塞性肺不张，右肺门淋巴结转移。CT引导下右肺肿物穿刺，病理提示中分化鳞状细胞癌。全身骨显像：上颌骨、左侧颧骨、左侧踝关节骨代谢增高，结合病史考虑左侧踝关节外伤治疗后改变。头颅MRI：脑缺血变性灶。

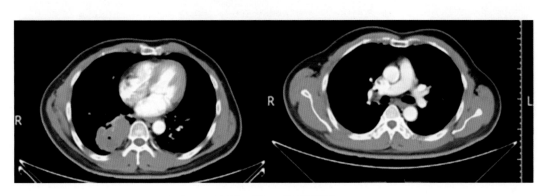

病例12图1　胸腹部CT

2．多学科会诊意见　NCCN、中华医学会等诊疗指南表明，针对早期及部分局部晚期非小细胞肺癌治疗模式，手术是最佳的治疗选择，适用人群一般包括Ⅰ期、Ⅱ期和部分Ⅲ期患者。结合患者病情，于2018年8月行开胸右肺下叶癌根治术。术后病理示：右肺下叶中分化鳞状细胞癌，未侵犯脏层胸膜；弹力纤维染色阳性，支气管断端未见癌；区域淋巴结状态：支气管周淋巴结（0/4），2、4组淋巴结（0/3），2＋4组淋巴结（0/2），7、8组淋巴结（0/2），9组淋巴结（0/1），10组淋巴结（1/4），11组淋巴结（0/2），中叶支气管旁淋巴结（0/1）。PD-L1 TPS为10%。

修正诊断为：右肺下叶鳞癌 $pT_3N_1M_0$ ⅢA期。

2021年10月复查胸部及头颅CT示（病例12图2）：①右肺术后改变；②右肺少许纤维灶，右侧胸膜略厚，右侧胸腔积液；③颅脑扫描未见明显异常。术后给予辅助治疗（阿替利珠单抗1200mg/d1＋白蛋白结合型紫杉醇200mg/d1、d8＋卡铂400mg d2），共治疗6周期。后续给予阿替利珠单抗维持治疗，2022年2月复查病情稳定（病例12图3）。

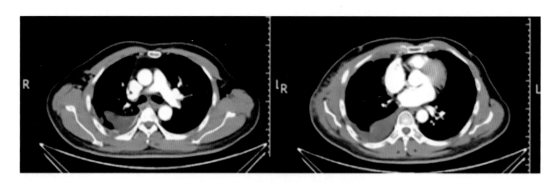

病例12图2　术后胸部CT（2021年10月2日）

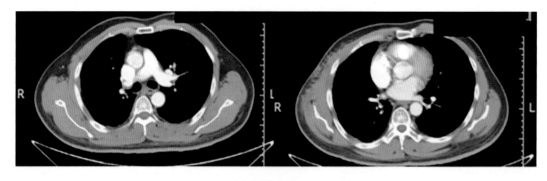

病例12图3　随访期间胸部CT（2022年2月7日）

四、诊疗经验

目前约有30%的非小细胞肺癌（NSCLC）患者在初诊发现时已经处于局部晚期。手术是目前临床治愈肺癌的重要方法，但局部晚期患者的差异性及异质性大，可伴有侵犯胸腔内脏器、肺门或纵隔淋巴结，手术难度及风险较高。尽管部分患者能够获得手术切除的机会，但术后仍存在复发率高、无进展生存期短等问题，总体疗效不佳。近年来，随着治疗药物和放射治疗手段的不断发展，手术治疗联合术前及术后的辅助治疗模式已然提高了患者的生存期。本例患者经手术治疗后再行化疗联合免疫辅助治疗，目前病情稳定，多学科综合治疗发挥了重要作用。在整个治疗过程中，手术治疗是其获得较长生存期的关键，术后辅助治疗也发挥了重要作用。

本例患者临床诊断为ⅢA期，经手术后免疫联合化疗辅助治疗后病情稳定，但在诊疗细节上，对于免疫治疗研究临床终点的选择、免疫辅助治疗获益人群、疗效评估及治疗周期等方面仍值得进一步探讨。

（一）免疫治疗研究临床终点的选择方面

在免疫辅助治疗及新辅助免疫治疗相关研究中，选择合适的临床终点是目前关注的重点问题。在新辅助和辅助治疗的临床试验中，主要终点的金标准是总体生存时间（OS）。但由于获得最终的OS结果需要较长时间的随访，成本较高，且目前大部分Ⅲ期研究均在进行中且尚未取得研究成果；目前该类型研究中，已获得部分结果的试验选择了病理完全缓解（pCR）和无事件生存期（EFS）作为主要临床研究终点，其他研究的主要临床终点通常在pCR、OS和EFS中选择。近期研究发现，主要病理缓解率（MPR）与OS密切相关。因此，病理学反应可能成为生存期研究的替代方法。随着Ⅲ期临床研究逐步发表结果及随访数据的进一步完善，OS可能会成为最重要的研究终点。

（二）免疫治疗获益人群方面

免疫检查点抑制剂投入临床应用后，NSCLC的治疗步入了全新的时代；但并非所有NSCLC患者都能在免疫治疗中获益。选择合适的生物标志物来预测患者对免疫检查点抑制剂的应答水平尤为重要。CheckMate-57、KEYNOTE-010等多项研究表明，对存在表皮生长因子受体（EGFR）突变及间变性淋巴瘤激酶（ALK）重排的NSCLC患者，无论是用免疫治疗取代目前的化疗和靶向治疗方案，还是在化疗和靶向治疗的基础上追加免疫治疗方案，在各项生存指标和病理缓解率上均未取得明显的获益，且毒副作用发生率上升。因此，免疫治疗主要适用于可切除的EGFR及ALK阴性的NSCLC患者。目前已有多项针对NSCLC新辅助免疫治疗联合化疗的Ⅱ、Ⅲ期临床研究数据证实，新辅助免疫治疗可有效提高NSCLC患者的病理缓解率，改善OS。

CheckMate816研究证实免疫治疗联合化疗能够为可切除NSCLC患者的病理完全缓解带来显著改善，奠定了免疫联合化疗在新辅助治疗领域的重要价值。此外，还证实其在ⅠB-ⅢA期NSCLC期治疗中的有效性，且明显降低了Ⅲ期NSCLC的全肺切除率。与新辅助单药免疫治疗相比，新辅助免疫治疗联合化疗的MPR率和pCR均得到了明显的改善，治疗相关不良反应的发生率也在可耐受范围内；但目前研究整体样本量较少，需更多临床数据进一步探索。目前大部分研究选择的人群为ⅠB～ⅢB期（T_3N_2）期，未包含ⅠA期，这可能是因为ⅠA期肿瘤在临床上多选择单纯手术切除治疗，术前新辅助治疗可能会延迟手术时间从而失去手术机会。

本例患者术后病理可见淋巴结阳性，病理分期为$pT_3N_1M_0$ⅢA期。虽然根据2022年我国肺癌诊疗指南推荐肺癌外科手术的绝对适应证是$T_{1～3}N_{0～1}M_0$的病变，但对于部分ⅢA～ⅢB期，甚至Ⅱ期患者，术前新辅助治疗显示了良好的效果，在PFS、远期预后等方面均有不同程度提高。目前新辅助免疫治疗的可行性尚未达成共识，对于该部分ⅢA期患者行新辅助免疫治疗能否获益还需更多临床研究进一步明确。

（三）免疫治疗疗效评估及治疗周期方面

随着对免疫治疗的研究不断深入，免疫治疗在肺癌综合治疗中的作用越来越重要。对于晚期NSCLC患者，目前临床免疫治疗时长通常为2年，纳入临床研究的患者维持治疗时间通常为1年；但关于免疫治疗的周期、疗效监测指标等方面尚无共识。由于免疫治疗后可能存在不典型治疗反应，应用常规影像学检查和实体瘤疗效评价标准可能不能准确评估免疫治疗后的病理反应；故而目前有大量对免疫治疗后的疗效评估方法进行探索的研究正在开展。

临床上通常需要常规影像结合代谢成像来判断NSCLC患者从免疫治疗中取得的获益和疗效。PET-CT可以在形态学改变前反映肿瘤的代谢水平，在评估可切除的NSCLC新辅助免疫治疗疗效方面，可能比常规的影像学检查更具优势。摄取值降低与MPR存在相关性，提示PET-CT可能弥补常规CT对新辅助免疫治疗疗效评价的不足。

研究证实循环肿瘤DNA（ctDNA）可评估肿瘤负荷及微小残留病灶，治疗期间ctDNA动态变化和病理反应高度一致。ctDNA低水平患者的PFS和OS改善明显，而基线ctDNA水平可明显识别出疾病进展和死亡风险较高的患者，并可用于治疗指导后续治疗决策。考虑到这种检查的高准确性和微创性，在进一步临床验证后，或将具有较大的应用前景。

此外，目前PD-L1、肿瘤突变负荷（TMB）和微卫星不稳定性（MSI）是仅有的3项临床批准可预测免疫治疗获益的生物标志物。与PD-L1阴性患者相比，PD-L1阳性表达（≥1%）患者免疫治疗的无病生存期、无事件生存期、OS均有所获益。对于TMB≥10mut/Mb的患者，免疫治疗的无病生存期、无事件生存期、OS获益更好。目前仍缺乏公认的可以明确指导新辅助免疫治疗疗效获益的指标。虽然PD-L1和TMB在晚期NSCLC的免疫治疗疗效预测方面有一定价值，但其应用还需更多的临床数据支持。

在可切除的NSCLC中，新辅助免疫治疗在一定程度上为部分患者争取了手术机会，改善了患者预后；但并非所有患者都能从中获益，在治疗过程中的疗效评估及预测，对治疗方案的选择及改进具有十分重要的意义。免疫维持治疗，监测病情稳定；但关于后续治疗时间、治疗策略等问题，进行ctDNA监测，PET-CT等检查具有一定指导意义。

（供稿：山东第一医科大学附属肿瘤医院　滕菲菲）

（审稿：山东第一医科大学附属肿瘤医院　滕菲菲）

参考文献

[1]Hu J，Zhang L，Xia H，et al. Tumor microenvironment remodeling after neoadjuvant immunotherapy in non-small cell lung cancer revealed by single-cell RNA sequencing[J]. Genome Med，2023，15（1）：14.

[2]Forde PM，Spicer J，Lu S，et al.Neoadjuvant nivolumab plus chemotherapy in resectable lung cancer[J].N Engl J Med，2022，386（21）：1973-1985.

[3]Yue D，Liu W，Chen C，et al.Circulating tumor DNA predicts neoadjuvant immunotherapy efficacy and recurrence-free survival in surgical non-small cell lung cancer patients [J].Transl Lung Cancer Res，2022，11（2）：263-276.

[4]Kang J，Zhang C，Zhong WZ.Neoadjuvant immunotherapy for non-small cell lung cancer：State of the art[J].Cancer Commun （Lond），2021，41（4）：287-302.

病例13 ⅢA期非小细胞肺癌的围术期免疫联合含铂双药化疗

一、病例摘要

基本信息：患者男性，57岁，PS评分1分。2021年9月因"咳嗽咳痰1周"入院。

现病史：患者1周前无明显诱因出现咳嗽、咳痰，伴痰中带少量血丝，无发热、头晕、头痛，无胸闷、气促、呼吸困难等不适，至武汉市第三医院就诊行胸部CT提示右肺下叶支气管狭窄，肺门增大，软组织向腔内突出，考虑肿瘤性病变。院外未行特殊诊治。

既往史：吸烟史40年，25支/天，目前戒烟；高血压病史10余年，血压最高205/130mmHg，口服拜新同，血压控制可。40年前阑尾手术史。其余无特殊。

二、入院诊断

右肺占位待查。

三、诊疗经过

1. 入院检查及治疗 院内查血常规、血生化、凝血象、心肌酶、肿瘤标志物、心电图、心脏彩超、双下肢彩超正常。骨ECT（病例13图1）：左侧胸锁关节处骨质代谢异常活跃，考虑多为良性病变，其余各部位骨骼未见明显异常的骨质代谢活跃病灶。胸部增强CT（病例13图2）：纵隔内见数枚小淋巴结。右肺门旁见一实性肿块影，大小约44mm×26mm×31mm（增强呈明显欠均匀强化），肿块呈跨叶生长，累及右肺中下叶支气管，肺窗示右肺下叶近肿块周围见粟粒状结节影、条片影，双肺另见散在类圆形实性微小结节影，大者位于右肺斜裂处（IM195），直径约6mm。腹部CT：肝脏小囊肿、左肾囊肿。脑MRI（病例13图3）：脑白质高信号，Fazekas 1级；双侧额叶硬膜下积液。支气管镜（病例13图4）：右肺下叶支气管新生物堵塞，累及右中叶支气管开口，距中间段支气管开口约1.2cm，余各级支气管开口未见明显异常。细胞学（病例13图4）：镜下见极少许异型上皮细胞，考虑鳞状细胞癌。病理诊断示（病例13图5）：鳞状细胞癌。免疫组化染色结果：p63（＋），p40（＋），CK5/6（＋），NapsinA（－），TTF-1（－），Ki-67（40%）。

初步诊断：①右中下肺鳞癌（$cT_{3\sim4}N_1M_0$　ⅢA期）；②高血压病3级 极高危；③阑尾切除术后状态。

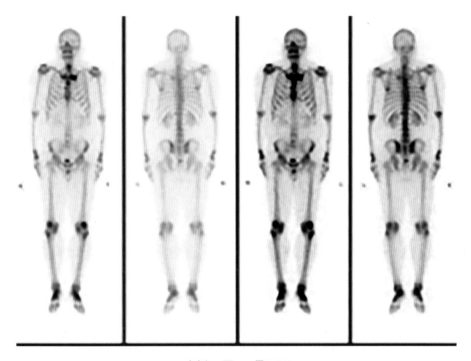

病例13图1　骨ECT

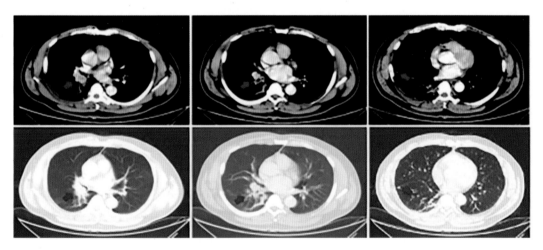

病例13图2　胸部CT

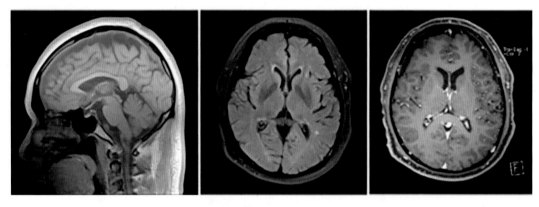

病例13图3　脑MRI

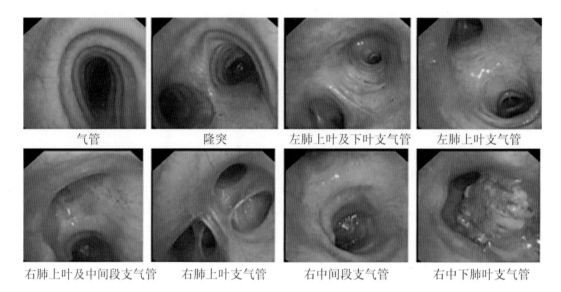

气管	隆突

左肺上叶及下叶支气管　　左肺上叶支气管

右肺上叶及中间段支气管　　右肺上叶支气管　　右中间段支气管　　右中下肺叶支气管

病例13图4　支气管镜图像

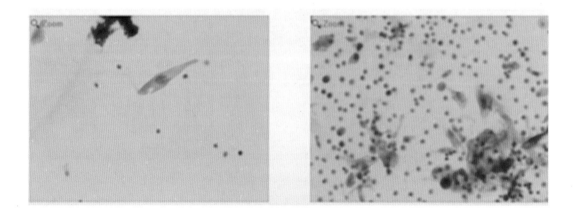

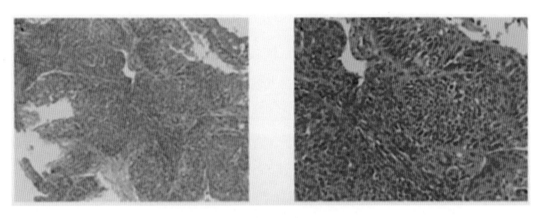

病例13图5　细胞学及组织病理学图像

2. 多学科会诊意见　Ⅲ期NSCLC需要多学科诊疗（MDT）模式。根据ATORG共识/2019 Ⅲ期NSCLC多学科诊疗专家共识可分为可手术切除、潜在可切除和不可手术切除三类情况。2020版《非小细胞肺癌新辅助免疫治疗国际专家共识》推荐：可切除的ⅠB～ⅢA期NSCLC患者可考虑术前使用新辅助免疫治疗联合含铂双药化疗或新辅助单药免疫治疗；新辅助免疫治疗暂无明确预测作用的疗效标志物，无须基于标志物指导用药，但具有EGFR敏感突变/ALK融合等疗效负性因素时须慎重使用。

最终确定行"PD-1＋TC"方案（紫杉醇＋卡铂）治疗，遂于2021年9月至10月行2周期治疗。2021年11月复查支气管镜腔内未见肿物（病例13图6），胸部CT显示病灶较前缩小（病例13图7），疗效评价PR。

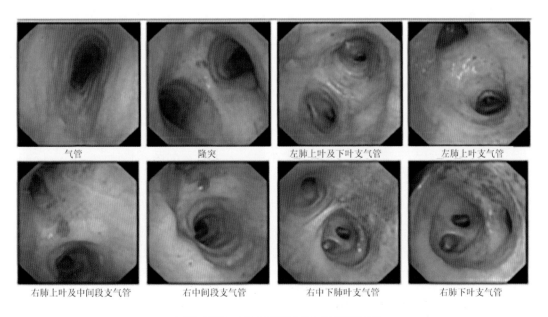

气管	隆突	左肺上叶及下叶支气管	左肺上叶支气管
右肺上叶及中间段支气管	右中间段支气管	右中下肺叶支气管	右肺下叶支气管

病例13图6　治疗2周期后支气管镜图像

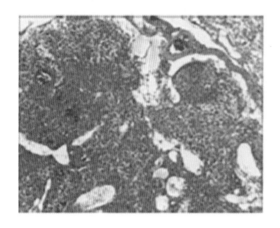

病例13图7　治疗前后胸部CT对比

（左侧两列图上方标注"新辅助治疗前"、下方标注"新辅助治疗后"）

于2021年11月行"胸腔镜胸内淋巴结清扫术＋胸腔镜下复合肺叶切除术（胸部）＋胸腔镜下胸膜粘连松解术＋经胸膜胸腔镜检查"。术后病理示（病例13图8）：镜下测量肿瘤最大径约0.5cm；肿瘤病灶：单个病灶。组织学类型：鳞状细胞癌（非角化型）。未侵犯脏层胸膜、壁层胸膜、胸壁，未侵犯叶支气管以上支气管，未侵犯淋巴管、脉管。支气管残端、脉管断端及吻合钉肺断面未见癌。治疗效果：中度治疗后反应。淋巴结情况：淋巴结（1/15枚）可见癌转移：其中第11组（1/3枚）淋巴结可见癌转移（病灶极小、免疫组化检测困难）；第4组（3枚）、第7组（1枚）、第9组（1枚）、第10组（2枚）、第12组（5枚）淋巴结未见癌转移。支气管黏膜鳞状上皮化生及局灶轻度异型增生。术后病理分期（pTNM）：ypT1aN1Mx。

术后复查未见肿瘤复发转移（病例13图9），继续行2周期"PD-1＋TC"方案治疗（2022年2月、2022年3月），后患者因经济原因拒绝免疫维持治疗。随访至2022年5月24日，复查胸部CT未见肿瘤复发转移（病例13图10）。

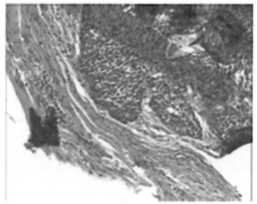

病例13图8　术中组织病理学

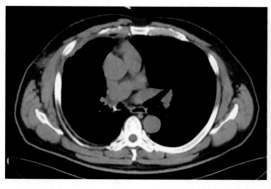
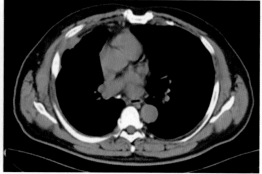

病例13图9　术后胸部CT

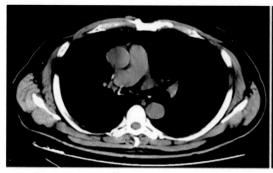
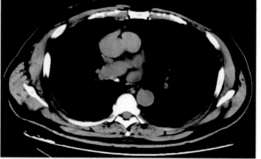

病例13图10　随访胸部CT

四、诊疗经验

肺癌是全球范围内发病率和死亡率最高的恶性肿瘤，非小细胞肺癌（NSCLC）占肺癌总数的80%～85%，且确诊时约1/3的患者处于局部进展期（Ⅲ期）。对于可手术切除的局部进展期NSCLC患者，当前国内外相关指南建议采取多模式联合治疗，包括手术、放化疗、免疫治疗及靶向治疗等，其目的是可以在低风险情况下进行手术以完全切除病灶，进而达到更好的治疗效果。近年来，随着新的治疗药物和放射治疗手段的不断发展，NSCLC的多学科综合治疗已取得一定的进展。现阶段，对于部分ⅢA-B期甚至Ⅱ期患者，术前新辅助治疗显示了良好的效果，在无进展生存期（PFS）、远期预后等方面均有不同程度提高。本例患者经新辅助免疫治疗联合化学治疗后再行手术治疗，目前疗效评价PR，多学科诊疗策略发挥了重要作用。在整个治疗过程中，术前新辅助治疗是患者能够手术治疗并获得长生存的关键，术后辅助治疗也发挥了重要作用。

但在诊疗细节上，对于新辅助治疗患者的术后治疗策略、可手术NSCLC患者基因检测意义等问题仍值得进一步探讨。

（一）基因检测方面

随着肺癌驱动基因的发现和相应靶向药物的研究和应用，肺癌治疗走上了以基因为导向的个体化治疗道路。NSCLC常见的驱动基因包括表皮生长因子受体（EGFR）基因突变、间变型淋巴瘤激酶（ALK）融合基因、原癌基因1（ROS1）融合基因、MET基因、RET融合等。2022年我国肺癌诊疗指南推荐对于Ⅱ～ⅢA期NSCLC、N1/N2阳性的非鳞癌患者及小标本鳞癌患者进行肿瘤组织EGFR基因检测。对于晚期NSCLC患者，应在诊断的同时常规进行肿瘤组织的EGFR基因突变，ALK、ROS1和RET融合基因，MET基因14号外显子跳跃突变检测。有条件者可进行KRAS、BRAF、HER2等基因突变，NTRK1/2/3和NRG1/2等基因融合检测。组织学检测为金标准，在不能获得组织的晚期NSCLC患者中，血液循环肿瘤DNA（ctDNA）检测可作为有效补充。

肿瘤具有时间异质性，不同时间的基因检测结果亦不相同；因此，术前术后仍建议完善基因检测。本例临床诊断为ⅢA期NSCLC患者，经新辅助免疫治疗联合化疗后再行手术治疗得到了较好的临床获益。若完善术前术后基因检测对于指导后续治疗决策可能具有重要意义，但还需要更多临床研究进一步探究。

（二）临床治疗方面

对于驱动基因阴性的患者，可通过术前新辅助化疗降低肿瘤负荷，提高手术切除的可能性和安全性，但对患者的生存获益有限。随着免疫治疗的发现及进展，在相关研究中，程序性死亡受体-1（PD-1）抑制剂在治疗部分晚期驱动基因阴性的NSCLC的患者中存在明显生存获益，且毒副作用较少。化疗可作为免疫治疗的增敏剂，联合治疗可提高客观缓解率，且无论肿瘤细胞程序性死亡因子-1配体（PD-L1）表达量如何，患者均可从联合治疗中获益。对于驱动基因阴性的患者，Checkmate816新辅助免疫联合化疗Ⅲ期随机对照研究显示，该疗法能在显著提升短期疗效的基础上，明显降低Ⅲ期NSCLC的全肺切除率，该治疗模式已成为术前新辅助治疗的标准模式。

本例患者术前临床分期为ⅢA期，经新辅助免疫治疗联合化疗后，术后病理分期为$ypT_{1a}N_{x}$，术后因经济原因未能行免疫维持治疗，但复查未见肿瘤复发转移。对于直接进行手术治疗的NSCLC患者，术后辅助治疗对预防复发转移、提高生存率意义重大。我国CSCO指南推荐PD-L1表达阳性的驱动基因阴性晚期NSCLC可以进行帕博利珠单抗单药治疗，任何PD-L1表达状态的驱动基因阴性晚期NSCLC可以进行帕博利珠单抗联合化疗，后进行帕博利珠单抗单药维持治疗。CSCO指南也推荐对于Ⅲ期不可切的NSCLC患者，同步放化疗后可接受度伐利尤单抗1年的维持治疗。

目前新辅助免疫治疗后，是否行术后免疫维持治疗尚无明确结论，从不进行术后免疫维持至1年免疫维持治疗不等。有共识指出结合晚期NSCLC及Ⅲ期不可切除NSCLC免疫治疗经验，新辅助免疫治疗后非进展患者，术后可继续维持免疫治疗至一年。然而考虑到免疫治疗和化疗药物的毒副反应，且一些研究发现在根治性放化疗后肿瘤微小残留病灶（MRD）的阳性或阴性与后续免疫治疗的获益有较大相关性。所以，亦有推荐对于术后获得病理完全缓解（pCR）的患者，术后可行MRD检测指导后续治疗方案，若合并MRD阴性可不用免疫维持治疗。

截至目前，大量研究数据表明，免疫治疗联合化疗的新辅助治疗模式有效提高了NSCLC患者的病理缓解率，改善了患者总体生存，主要适用于EGFR或ALK阴性的ⅠB～ⅢA期或局部晚期NSCLC患者。因此，术前术后行基因检测有助于指导治疗方案决策，尤其对于经新辅助治疗后，术后免疫治疗效果欠佳的患者，完善基因检测仍具有重要意义。

（供稿：山东第一医科大学附属肿瘤医院　金　鹏）

（审稿：山东第一医科大学附属肿瘤医院　滕菲菲）

参考文献

[1]Siegel RL，Milier KD，Jemal A.Cancer statistics，2020[J].CA Cancer J Clin，2020，70（1）：7-30.

[2]国家卫生健康委办公厅.原发性肺癌诊疗指南（2022年版）[J].协和医学杂志，2022，13（4）：549-570.

[3]Gao P，Chen H，Zeng T，et al.A pathological complete response to neoadjuvant chemotherapy and immunotherapy in a non-small cell lung cancer patient[J].Transl Lung Cancer Res，2020，9（5）：2157-2160.

[4]Yang ZR，Liu MN，Yu JH，et al.Treatment of stage III non-small cell lung cancer in the era of immunotherapy：pathological complete response to neoadjuvant pembrolizumab and chemotherapy[J].Transl Lung Cancer Res，2020，9（5）：2059-2073.

病例14　ⅢA期非小细胞肺癌的同步放化疗联合免疫治疗

一、病例摘要

基本信息： 患者男性，56岁。2021年9月14日因"气短2周"首诊。

现病史： 患者2021年9月14日因气短2周就诊，无咳嗽、咳痰、咯血、胸痛，无头晕、头痛、肢体乏力、视物模糊等不适。至当地人民医院查胸部CT：①右肺中央型肺癌伴右肺门及纵隔淋巴结转移，周围阻塞性肺炎；建议纤维支气管检查；②主动脉及冠脉硬化发现右肺占位，未行特殊诊治。后于2021年9月16日就诊于当地附属医院，超声示：①肝区回声均匀，密集，未见占位；②胆囊壁毛糙；③脾大小形态正常；④胰腺大小形态正常；⑤双侧肾上腺区未见明显占位；⑥双侧下肢动脉硬化伴左侧粥样斑块形成；⑦双下肢深静脉未见明显血栓。建议至上级医院治疗。为求进一步诊治收入我院。

个人史： 否认吸烟酗酒史。体健。

查体： KPS 90分。全身浅表淋巴结未扪及肿大，双肺未闻及明显干湿啰音。病理征阴性。

二、入院诊断

右肺占位待查。

三、诊疗经过

1. 入院检查及治疗　入院后完善相关检查，胸部增强CT（病例14图1）：①结合临床，右肺上叶癌并右肺门、纵隔淋巴结转移；左肺门淋巴结增大；②右肺轻度炎症。头颅MRI、骨扫描未见明显转移征象。支气管镜下支气管活检病理示：（右主支气管开口）鳞状细胞癌。初步诊断为右肺上叶鳞状细胞癌（$cT_2N_2M_0$，Ⅲa期）。

2. 多学科会诊意见　美国国立综合癌症网络（NCCN）指南推荐：对于不可手术$T_2N_2M_0$的非小细胞肺癌（NSCLC），推荐进行根治性放化疗，并根据PD-L1的表达情况进行免疫巩固治疗。根据目前进行中的对于局部晚期NSCLC综合治疗研究的探索，与患方充分沟通后入组了PACIFIC Ⅱ临床试验。最终实际治疗方案为白蛋白结合型紫杉醇、卡铂联合度伐利尤单抗治疗，并予以右肺原发灶、纵隔及右肺门转移淋巴结放射治疗。

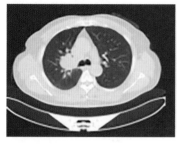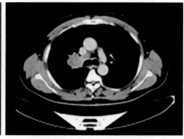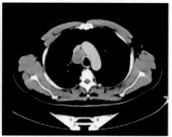

病例14图1 入院胸部CT

2021年9月30日、2021年10月29日、2021年11月16日应用第1～第3周期白蛋白结合型紫杉醇、卡铂联合度伐利尤单抗治疗，2021年10月7日至2021年11月9日同期给予调强放疗，GTV：右肺原发灶，纵隔及右肺门转移淋巴结，GTV外扩6mm至CTV，采用7野调强累及野照射计划，PTV边缘剂量2Gy/次。患者20次放疗后复位显示病灶较定位片明显缩小，缩野后加照2Gy/10f，顺利完成处方剂量，共60Gy/30f。治疗过程中未见3级及以上不良反应。2021年11月26日复查增强CT（病例14图2）显示放疗、化疗、免疫同步治疗后疗效评价达PR。后续继续予以度伐利尤单抗1500mg免疫巩固治疗，末次用药时间为2023年8月26日。免疫巩固治疗期间胸部CT未见进展（病例14图3），疗效评价维持PR。

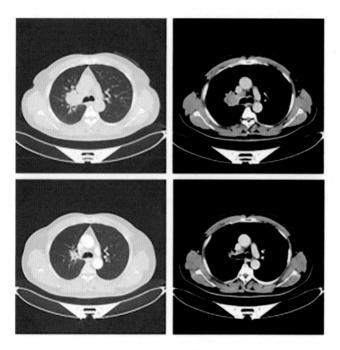

病例14图2 治疗前后胸部CT

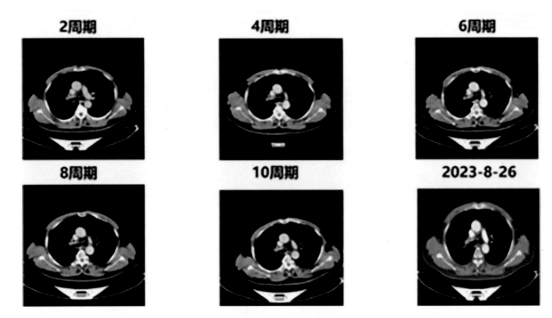

病例14图3　免疫维持治疗胸部CT变化

四、诊疗经验

约有30%的NSCLC患者在首次就诊时已经进展为局部晚期。局部晚期肺癌是指肿瘤未出现远处脏器转移，但在局部区域已发展至晚期——肿瘤直径较大且出现区域淋巴结转移，或已经侵犯周围器官。局部晚期NSCLC的五年生存率的五年生存率尚不理想，同时个体之间预后存在显著差异。手术仍然是治愈肺癌的重要临床手段，由于个体差异和肿瘤异质性较大，手术的难度和风险相对较高。即使成功完成手术，术后复发风险依然较高，无进展生存期较短，导致总体疗效不尽如人意。此外，还有部分局部晚期肺癌患者并不适合接受根治性手术治疗。

在这种情况下，综合运用多种治疗手段，如化疗、放疗、靶向治疗等，成为提高患者生存期和生活质量的关键。根据NCCN治疗指南，同步放化疗是不可切除局部晚期NSCLC患者的主要治疗方法。然而，接受同步放化疗的肺癌病人的疗效和生存时间存在个体差异。近年来，研究发现免疫状态与肿瘤发展存在一定关联，因此免疫疗法在临床中的应用逐渐增多。为了进一步延长患者生存期，放化疗联合PD-1/PD-L1抑制剂治疗已成为研究热点。针对局部晚期NSCLC患者，当前倡导采用多学科综合治疗手段，以期提高患者生存期和生活质量。

多项临床前研究揭示了放疗与免疫治疗同步应用或放疗后实施免疫治疗的可能性，这种策略有望产生协同抗肿瘤效应。PACIFIC研究纳入Ⅲ期不可切除NSCLC患者，将同步放化疗后行度伐利尤单抗巩固治疗与行安慰剂治疗的疗效进行对比。结果显示，相对于联合安慰剂组，放化疗联合免疫治疗组中位PFS和OS显著提高。该研究对于不可切除Ⅲ期NSCLC患者的治疗而言是一个突破性的进展。基于PACIFIC研究成果，多个同步放化疗联合PD-L1单抗巩固治疗Ⅲ期不可切除NSCLC的临床研究陆续开展，也相继取得了不错的疗效。在临床实践中，根据患者的状态评分、肿瘤分期以及PD-L1表达水平，为不同患者量身定制适宜的治疗方案显得尤为重要。对于化疗方案的选择，包括使用激素及不用激素的方案，采用白蛋白结合型紫杉醇或依托泊苷等药物尽量减少激素的使用，可降低免疫功能下降的风险。

在放射治疗中，传统上建议对放射靶区，包括肺门区以及相应的纵隔淋巴结转移区范围进行放疗。然而，在免疫治疗时代，需尽量缩小靶区范围，以降低免疫性肺炎和放射性肺炎的发生概率。鉴于放疗不仅能杀死肿瘤细胞，还会影响到免疫细胞等正常细胞，因此在局部晚期肺癌的照射治疗中，已有从过去的纵隔淋巴结预防照射转变为受累野照射的趋势。这种改变旨在缩小照射范围，从而降低对纵隔淋巴细胞的影响。

不同放疗剂量与分割模式对肿瘤免疫系统的影响各有特点，并非剂量越高、分割次数越少就疗效越好。实际上，研究显示调强放疗的放射量过低可能无法达到抑制肿瘤生长的目的，而剂量过高又容易波及周围正常组织器官，给患者带来额外损害。因此，关于放疗剂量的优化仍在临床实践中持续探讨。当前放射治疗的标准剂量为60Gy；然而，一些研究指出，较高剂量如66Gy可能为患者带来更多获益。因此，针对病灶较小的患者，在确保安全的前提下，尽可能给予较高剂量放疗或许能取得更好的疗效。临床实践中，寻求平衡抗癌效果与降低机体损伤的放疗剂量仍是一个不断探索的问题。

PD-1/PD-L1抑制剂联合放疗在治疗局部晚期NSCLC方面已取得一定进展。然而，关于获益人群、疗效预测因子、最佳组合方案、联合治疗顺序以及放疗剂量的分割剂量和次数等关键问题仍需进一步研究探讨，以期为未来的临床实践提供更多有力依据。本例患者经同步放化疗联合免疫治疗获得了较长生存，在治疗全程中多学科团队起到了关键作用。针对局部晚期、不可手术切除的肺癌患者，目前最佳治疗方案仍在不断探索之中。对于这类患者，采用放化疗联合免疫治疗可能为临床带来潜在益处，有望为患者提供更有效的治疗选择。

（供稿：山东第一医科大学附属肿瘤医院　孙良超）

（审稿：山东第一医科大学附属肿瘤医院　孟　雪）

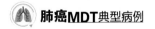

参考文献

[1]Kim HC，Ji W，Lee JC，et al.Prognostic factor and clinical out-come in stage Ⅲ non-small cell lung cancer：a study based on real-world clinical data in the Korean population[J].Cancer Res Treat，2021，53（4）：1033-1041.

[2]De Ruysscher D，Faivre-Finn C，et al.Recommendation for supportive care in patients receiving concurrent chemotherapy and radiotherapy for lung cancer[J].Annalsofoncology，2020，31（1）：41-49.

[3]Doi H，Tamari K，Masai N，et al.Intensity-modulated radiation therapy administered to a previously irradiated spine is effective and welltolerated[J].Clin Transl Oncol，2021，23（2）：229-239.

[4]Faivre-Finn C，Vicente D，Kurata T，et al.Four-year survival with durvalumab after chemoradiotherapy in stage Ⅲ NSCLC-an update from the PACIFIC trial[J].J Thorac Oncol，2021，16（5）：860-867.

病例15 ⅢA期非小细胞肺癌的化疗联合
免疫治疗

一、病例摘要

基本信息： 患者男性，68岁。2022年10月因"阵发性咳嗽"就诊。

现病史： 患者2022年10月无明显诱因出现阵发性咳嗽，干咳为主，当地卫生院治疗效果不佳。2022年11月于德阳市人民行胸部增强CT：左肺下叶见一团块样厚壁空洞，最大截面约8.5cm×6.2cm，空洞内见大片囊变坏死区及少许积气影。行肺穿刺活检，病理提示：（左肺下叶）穿刺组织：癌，伴黏稠液体。给予头孢哌酮舒巴坦联合莫西沙星抗感染、退热、止血、止咳等治疗后仍有间歇发热、咳嗽及咯血。为求进一步诊治收入我院。

个人史： 无特殊。

二、入院诊断

左肺占位待查。

三、诊疗经过

1. 入院检查及治疗　入院后完善相关检查，胸部增强CT（病例15图1）：右肺下叶肿块长径超过11cm伴中心坏死，双侧肺门及纵隔淋巴结增多、增大，其余头、颈、腹、骨未见明确转移征象。病理会诊：肺鳞癌；PD-L1 50%。修正诊断为左肺下叶局部晚期脓肿型鳞癌cT$_4$N$_x$M$_0$（Ⅲ期，PD-L1 50%）。

2. 多学科会诊意见　根据肺癌第八版分期数据，Ⅲ期非小细胞肺癌（NSCLC）的5年生存率不尽如人意，同时个体之间预后存在显著差异。值得注意的是，基线伴有坏死或空洞的肺鳞癌在免疫单药治疗或联合治疗方面的疗效反应和生存预后均相对较差。因此，针对局部晚期NSCLC、复杂难治NSCLC以及重症NSCLC等病例，多学科团队（MDT）联合治疗的理念得到了倡导。

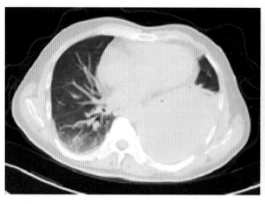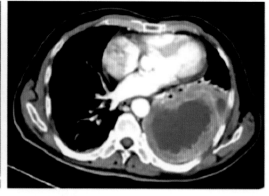

病例15图1 入院时胸部CT

根据NCCN和CSCO指南建议：对于T_4 Ⅲ期NSCLC患者，推荐使用PET-CT、EBUS等检查方法明确纵隔引流区淋巴结转移状态。若患者具备手术指征，可选择手术治疗或新辅助治疗后手术。无手术指征的患者，主要以同步放化疗后免疫巩固治疗、靶向治疗等内科治疗为主。T_4肺癌手术仍具有一定的挑战性，其长期疗效与N_2状态、肿瘤侵犯范围、化疗及免疫治疗效果密切相关。建议由MDT全程管理，患者在肺切除术前需进行精心准备，以降低并发症和死亡率。

《非小细胞肺癌术前新辅助免疫治疗专家共识》指出，对于潜在可切除的局部晚期非小细胞肺癌，可以考虑尝试免疫或化疗诱导治疗，降期后重新评估手术可行性。当患者肺部肿块较大时，若要达到60～70Gy/35次的根治性放疗剂量，肺部和心脏的剂量控制可能在安全范围内存在困难。此外，肿块中心大面积坏死对放疗疗效尚不确定。因此，最终的治疗方案为TC方案化疗联合替雷利珠单抗免疫治疗，评估疗效后决定是否进行手术治疗。

在治疗前，发现患者丙肝抗体呈阳性，高精度HCV病毒载量9.89E+5U/ml，HCV基因分型1b，并伴有咯血、右侧下肢肌间静脉血栓以及右下肺动脉分支少许栓塞。经过MDT讨论后，患者接受了服用索磷布韦维帕他韦片（丙通沙）治疗丙型肝炎，同时进行抗感染、止血等对症治疗。经过治疗，患者丙型肝炎病毒载量转为阴性，整体状况得到改善。

从2023年2月至2023年3月，患者接受了两个周期的化疗联合免疫治疗，具体方案为白蛋白紫杉醇330mg d1＋卡铂370mg d1＋替雷利珠单抗200mg d1，q3w。经过2个周期的治疗后复查胸部CT（病例15图2），疗效评价为PR。

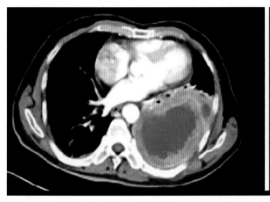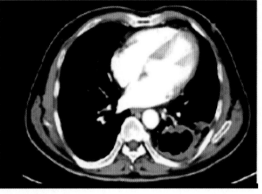

病例15图2　治疗前后胸部CT对比

2023年5月4日全麻下行"左肺下叶切除术＋淋巴结清扫＋胸膜粘连烙断术"，术中见：左肺下叶肿块，约7.6cm×5.2cm大小，质硬，边界欠清，剖视呈鱼肉状，部分呈白色坏死；纵隔淋巴结5、6、7、9、10组肿大，直径1～2cm。术后病理：原发灶：肺组织内见坏死，纤维组织增生，炎细胞浸润，较多泡沫细胞及多核巨细胞反应，符合治疗后改变。①病变经全部取材送检，未见确切癌残留；②坏死组织占比约40%；③纤维化和炎症占比约60%。淋巴结未见癌转移，不伴治疗反应。术后查外周血循环肿瘤细胞弱阳性。2023年6月行术后第1周期替雷利珠单抗免疫治疗（替雷利珠单抗200mg d1，q3w），此后规律行免疫治疗。2023年9月门诊随诊复查，一般情况良好（病例15图3）。

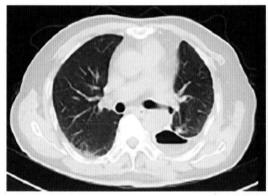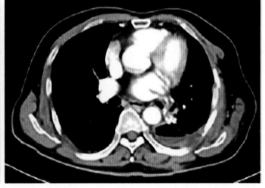

病例15图3　随访胸部CT

四、诊疗经验

有30%的NSCLC患者在诊断时已处于局部晚期。对于驱动基因阴性的肺癌患者，术前新辅助化疗可以降低肿瘤负荷，从而缩小手术切除范围，提高手术切除的可能性和安全性，为完整切除肿瘤创造条件。然而，大多数患者在就诊时已失去手术机会，治疗主要以化疗联合放疗等综合治疗为主。

驱动基因阴性的局部晚期和转移性肺癌治疗进展有限，直至免疫治疗的加入，特别是免疫检查点抑制剂的应用，肺癌治疗格局才得以改变。多项临床研究已证实，免疫治疗单药及联合应用能使不同类型的肺癌患者获益。免疫检查点抑制剂彻底改变了晚期或转移NSCLC的治疗模式，并推动了免疫治疗在可切除NSCLC新辅助治疗中的探索。

大多数化疗药物不仅能直接杀死肿瘤细胞，还可以通过抑制免疫抑制细胞、增强免疫原性以及增加T细胞浸润等途径发挥免疫刺激作用，且联合治疗并不会提高3级以上不良事件发生率，总体相关不良事件发生率仍处于可控范围内。因此，大量新辅助免疫治疗联合化疗的临床研究涌现。

NADIM试验是一项新辅助免疫联合化疗的Ⅱ期临床试验，符合纳入标准的可切除的ⅢA期NSCLC患者（n＝46）术前接受了3周期"纳武利尤单抗联合紫杉醇＋卡铂"联合治疗，术后辅助免疫治疗1年。41例患者按计划完成了手术切除，83%的患者获得了主要病理缓解（MPR），其中63%患者获得病理完全缓解（pCR）。CheckMate-816研究则是新辅助免疫联合化疗的随机Ⅲ期试验，358例NSCLC患者（ⅠB～ⅢA期）被随机分成2组：一组在术前实施3周期"纳武利尤单抗＋含铂双药化疗"的联合方案；另一组单纯应用新辅助化疗。2022年公布的数据显示，与化疗组相比，联合组患者在无事件生存期（EFS）和pCR上获益更佳，在安全性方面两组无显著差异。CheckMate-816研究的结果进一步体现了免疫治疗在新辅助治疗中的优越性。目前，大多数新辅助免疫治疗相关试验入组人群为ⅠB～ⅢB（T_3N_2）期可切除NSCLC患者。然而，对于潜在可切除和不可切除的局部晚期NSCLC患者的数据相对缺乏，未来需要进一步探索。

基于PACIFIC研究结果，免疫治疗开辟了局部晚期NSCLC治疗新纪元，同步化放疗后采用PD-L1抑制剂免疫巩固治疗1年，成为了新的标准治疗模式。如何进一步优化放化疗联合免疫治疗的综合治疗模式，已逐渐成为学术界关注的研究焦点。鉴于患者肿瘤伴有坏死和感染，可能存在乏氧状态，当肿瘤负荷较大时，早期放射治疗可能效果不佳。然而，新辅助免疫治疗联合化疗能在一定程度上降低局部晚期NSCLC患者的肿瘤负荷，为他们争取到手术机会。针对乏氧状态的肿瘤，如何合理运用放射治疗仍需进一步探讨。

本例患者为局部晚期左肺下叶鳞癌，T分期相对较晚，N分期状态不明，且伴有局部坏死及感染。通常情况下，肿瘤坏死多见于增殖活性较高的肿瘤，如神经内分泌肿瘤等。在肺鳞癌患者中，当肿瘤活性较高时，也可能出现明显的坏死。肿瘤的坏死是否与病理学类型、突变、肿瘤的分化程度等因素有关需要进一步探究。在病理诊断过程中，特别是在取得病理组织较小无法获取中间感染成分的情况下，能否通过影像学来明确或协助诊断是一个值得探讨的问题。该患者术前肿瘤负荷较大，手术难度较高，经过多学科讨论后决定先给予新辅助免疫治疗联合化疗以缩小肿瘤体积，而后行左肺下叶切除术+淋巴结清扫+胸膜粘连烙断术，术后成功达到pCR，多学科诊疗发挥了关键作用。

总体而言，术前新辅助免疫治疗联合化疗的治疗策略有望打破多年以来驱动基因阴性的局部晚期NSCLC治疗效果不佳的困境。更重要的是，这一策略安全有效，不增加手术难度，不影响手术切除率，也不增加术后并发症发生率。结合当前微创胸外科手术技术，新辅助免疫治疗联合化疗将为未来局部晚期 NSCLC 治疗方案提供新的选择。

（供稿：四川大学华西医院　张　衍）

（审稿：四川大学华西医院　李为民）

参考文献

[1]SEYMOUR L，BOGAERTS J，PERRONE A，et al.iRECIST：guidelines for response criteria for use in trials testing immunotherapeutics[J].Lancet Oncol，2017，18（3）：e143-e152.

[2]Reck M，Rodriguez-Abreu D，Robinson AG，et al.Updated analysis of KEYNOTE-024：Pembrolizumab versus platinum-based chemotherapy for advanced non-small-cell lung cancer with pd-1 tumor proportion score of 50% or greater[J].J Clin Oncol，2019，37（7）：537-546.

[3]Provencio M，Nadal E，Insa A，et al.Neoadjuvant chemotherapy and nivolumab in resectable non-small-cell lung cancer（NADIM）：an open-label，multicentre，single-arm，phase 2 trial[J].The Lancet Oncology，2020，21（11）：1413-1422.

[4]Spicer J，Wang CL，Tanaka F，et al.Surgical outcomes from the phase 3 CheckMate 816 trial：nivolumab（NIVO）+platinum-doublet chemotherapy（chemo）vs chemo alone as neoadjuvant treatment for patients with resectable non-small cell lung cancer（NSCLC）[J]. Journal of Clinical Oncology，2021，39（15_suppl）：8503.

病例16 ⅢA期EGFR阳性非小细胞肺癌的靶向治疗

一、病例摘要

基本信息： 患者女性，52岁，ECOG评分1分，2023年3月因"查体发现肺占位1周"入院。

现病史： 患者2023年3月20日于当地医院常规查体，行肺部CT示：①双肺纹理增多，建议结合临床；②右肺高密度灶（性质待定），建议结合临床进一步检查。甲状腺及颈部淋巴结彩超：甲状腺多发结节，TI-RADS3类。2023年3月24日至烟台毓璜顶医院行CT：①右肺中叶占位，考虑肺癌，伴右肺门及纵隔淋巴结转移，请结合临床；②双肺纤维灶。为进一步治疗来院。

既往史： 无特殊。

二、入院诊断

右肺占位待查。

三、诊疗经过

（一）入院检查及治疗

头颈胸上腹增强CT（病例16图1）：①右肺癌并纵隔及右肺门淋巴结转移（$T_2N_2M_X$）；②左侧肾上腺局部增粗，建议观察排除转移；③颈部、颅脑扫描未见异常。进一步完善颅脑MRI未见确切异常。骨扫描未见转移。肺功能：小气道通气功能障碍；肺弥散功能正常。2023年3月28日穿刺活检病理（病例16图2）：（右肺穿刺活检）腺癌，实性型及腺泡型。最终初步诊断为：右肺腺癌（$cT_2N_2M_0$ Ⅲa期）右肺门、纵隔淋巴结转移。

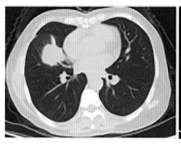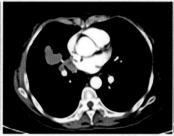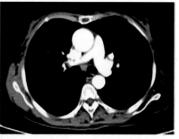

病例16图1　入院时胸部增强CT

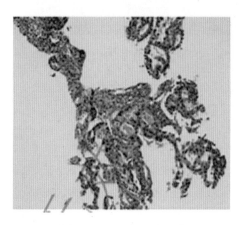

病例16图2　组织病理学

（二）多学科会诊意见

外科会诊后建议手术治疗，2023年4月6日全麻下行胸腔镜下右肺中叶切除＋纵隔淋巴结清扫术。术后病理：浸润性腺癌（腺泡型约占50%，筛状型约占40%，微乳头型约占10%），低分化，单灶肿瘤，肿瘤大小为面积40mm×25mm，可见坏死，支气管切缘R0，可见气道播散，未见脉管及神经侵犯。淋巴结："2＋4组"（4/7）、"4组"（0/2）、"7组"（1/2）、"9组"（0/2）、"10组"（1/2）、"11组"（1/1）、"11i组"（2/3）、"11s组"（0/2）。胸膜侵犯：待弹力纤维染色标记确诊。病理分期（pTNM，AJCC）：$T_{2a}N_2M_x$。基因检测：EGFR：21号外显子错义突变p.L858R。术后诊断：右肺癌术后（腺癌，$pT_{2a}N_2M_0$ ⅢA期；EGFR 21L858R突变）。

ADAURA研究结果显示，针对IB期至ⅢA期的非小细胞肺癌（NSCLC）患者，无论既往是否接受辅助化疗，将患者随机分配至奥希替尼治疗组和安慰剂组。截至2023年1月27日，奥希替尼治疗组在无进展生存期（DFS）和总生存期（OS）方面均显示出显著获益，且在不同亚组中也均有获益表现，安全性良好。

经过多学科团队（MDT）的深入讨论后，术后予以辅助化疗4周期＋EGFR-TKI巩固治疗（培美曲塞＋卡铂＋奥希替尼）。治疗过程中出现Ⅱ度骨髓抑制，对症处理后好转。随访时复查影像学提示未见复发转移征象（病例16图3）。

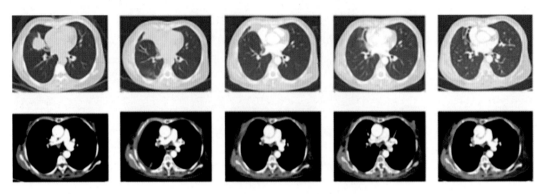

| 2023年3月28日 | 2023年4月28日 | 2023年6月14日 | 2023年7月28日 | 2023年9月22日 |

病例16图3　治疗期间胸部影像学变化

四、诊疗经验

本例患者临床分期考虑为局部晚期ⅢA期，经多学科诊疗目前已生存超过半年，至今未见复发转移。手术及术后化疗联合靶向治疗的综合作用给患者带来了生存获益。但对于EGFR突变阳性Ⅲ期NSCLC患者的手术及靶向治疗等方面仍值得进一步思考。

（一）手术治疗方面

非小细胞肺癌（NSCLC）约占所有肺癌病例的80%，其中肺腺癌占比最高。手术是临床治愈肺癌的关键方法。对于Ⅰ～Ⅱ期NSCLC患者，首选治疗方式为手术切除。部分ⅢB期和Ⅳ期患者则以同步化放疗、靶向治疗及免疫治疗为主，不推荐外科手术治疗。然而，对于ⅢA期NSCLC，目前的主要治疗方式仍存在较大争议。有学者认为，该分期较晚，手术治疗对患者损伤较大，无法为患者带来显著临床获益，因此多主张将同步放化疗作为主要治疗方式。与此相反，部分临床工作者认为，经过综合评估筛选后的部分ⅢA期NSCLC患者仍具备手术机会，且手术治疗能为患者带来较好的预后。

根据2022年我国肺癌诊疗指南，肺癌外科手术的绝对适应证是$T_{1\sim3}N_{0\sim1}M_0$的病变。但对于部分ⅢA～ⅢB期患者，术前新辅助治疗显示了良好的效果。局部晚期肺癌患者病情差异性和异质性较大，手术难度及风险较高。即使术后治疗，仍存在复发率高、无进展生存期短等问题，总体疗效不尽如人意。针对可手术切除的局部晚期非小细胞肺癌患者，当前国内外相关指南建议采用多模式联合治疗，包括手术、放化疗、免疫治疗及靶向治疗等。这样做的目的是在低风险条件下进行手术，力求完全切除病灶，从而实现更好的治疗效果。

本例患者术前考虑ⅢA期，采用了根治性手术治疗，术后联合化疗及靶向治疗取得了较好疗效。对于中叶大体积肿瘤，在外科手术前通过纤维支气管镜了解气管内状况至关重要，以降低支气管残端复发风险，并为手术术式的选择（如袖式切除或中下叶切除）提供依据。针对局部晚期非小细胞肺癌患者，建议进行完善的术前术后基因检测和PD-L1检测。经过新辅助治疗减瘤降期后，手术治疗可能带来更佳的治疗效果。因此，对于局部晚期可切除的非小细胞肺癌患者，需综合MDT讨论，制订使患者受益最大的治疗方案。

（二）靶向治疗方面

EGFR突变是肺腺癌众多驱动基因中最为常见的类型。在亚裔人群中，高达40.3%~78.8%的NSCLC患者携带EGFR突变。其中，19号外显子缺失突变和21号外显子L858R单个氨基酸突变最为常见，被称为经典突变，也是EGFR-TKI敏感的主要突变类型。相较于铂类化疗，EGFR-TKI显著提高了携带EGFR常见突变NSCLC患者的客观缓解率，延长了无进展生存期和总生存期。在过去的10年里，这彻底改变了非小细胞肺癌的治疗格局。

第一代EGFR-TKI，如吉非替尼和厄洛替尼，已在临床实践中得到广泛应用，并取得了良好疗效。然而，在EGFR-TKI治疗过程中，几乎所有患者都会因获得性耐药而导致疾病进展。第二代EGFR-TKI的代表药物是阿法替尼和达克替尼。达克替尼现已在美国被批准用于EGFR突变的晚期非小细胞肺癌的一线治疗。第一代和第二代TKI耐药的肿瘤组织中，约2/3的患者存在T790M耐药突变，而第三代EGFR-TKI奥希替尼，可以特异性抑制T790M突变。目前，ADAURA研究、FLAURA研究等奥希替尼临床试验取得了积极的成果。FLAURA临床试验表明，与标准EGFR-TKI相比，奥希替尼可延长EGFR突变阳性晚期NSCLC患者的PFS及OS，且不良事件发生率较低。奥希替尼单药一线治疗EGFR突变晚期NSCLC中位总生存期超过了3年，成为EGFR突变晚期NSCLC一线治疗之选。2020年NCCN指南中也指出，EGFR突变NSCLC患者一线治疗可选择奥希替尼。

本例患者术后被诊断为ⅢA期，并伴有EGFR 21L858R突变。基于ADAURA研究，患者接受了奥希替尼靶向辅助治疗，目前尚未出现复发和转移。通常情况下，靶向治疗可维持约3年。从治疗指南来看，完善术前术后基因检测具有重要意义。尽管目前数据显示新辅助靶向治疗在OS方面获益不明显，但对于短期实现肿瘤分期降低、改善气管内病变、缓解肺功能受限和提高生活质量等方面具有积极意义，为手术创造更好的条件。

（供稿：山东第一医科大学附属肿瘤医院　唐　宁）

（审稿：山东第一医科大学附属肿瘤医院　王海永）

参考文献

[1]国家卫生健康委办公厅.原发性肺癌诊疗指南（2022年版）[J].协和医学杂志，2022，13（4）：549-570.

[2]石远凯.埃克替尼治疗非小细胞肺癌中国专家共识（2021年版）[J].中国新药杂杂，2021，30（09）：803-808.

[3]Mok TS，Ying C，Zhou X，et al.Improvement in Overall Survival in a Randomized Study That Compared Dacomitinib with Gefitinib in Patients with Advanced Non-Small-Cell Lung Cancer and EGFR- Activating Mutations[J].Journal of Clinical Oncology，2018，36（22）：2244-2250.

[4]Mok TS，Wu YL，Ahn MJ，et al. Osimertinib or platinum-pemetrexed in EGFR T790M-positive lung cancer[J]. N Engl J Med，2017，376（7）：629-640.

病例17　ⅢA期ALK阳性非小细胞肺癌的靶向治疗

一、病例摘要

基本信息：患者女性，46岁，2017年5月因"咳嗽6个月余"于外院初诊。

现病史：患者2016年10月无明显诱因出现咳嗽，多为刺激性呛咳，症状持续无好转，伴胸闷、腹胀。2017年5月至南京某医院就诊，CT示肺上叶小结节（外院资料不详），共穿刺3次，术后病理：腺癌。2017年8月我院会诊病理及免疫组化：腺癌，肺来源。左肺穿刺示（病例17图1）：少许肺组织伴坏死。诊断为"左肺腺癌，$cT_2N_2M_0$ ⅢA期，ECOG评分1分，ALK-EML4（－），EGFR（－）"。2017年8月至11月同步放化疗（末次化疗时间2017年11月29日），PP方案4周期（培美曲塞800mg d1＋顺铂40mg d1～d3 q4w）（病例17图2）。2018年10月复查提示胸部病灶较4月变化不著（病例17图3），肝内新增转移灶（病例17图4），颅内多发转移灶，最大径约1.33cm×1.26cm（病例17图5）。为进一步诊治收入院。

查体：PS 1分。

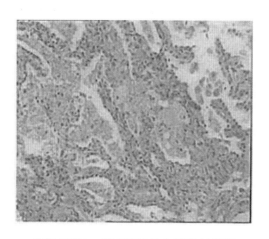

病例17图1　2017年8月左肺穿刺病理

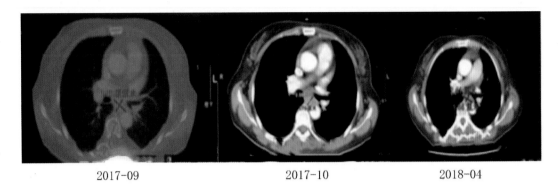

2017-09	2017-10	2018-04

病例17图2　同步放化疗及随访期间胸部CT

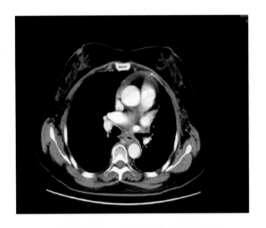

病例17图3　2018年10月胸部CT

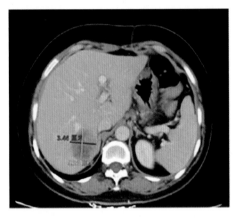

病例17图4　2018年10月上腹部CT

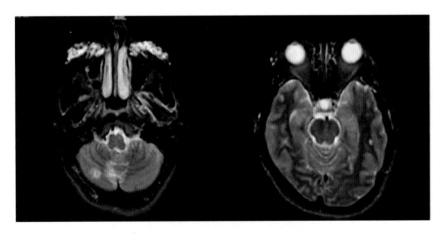

病例17图5　2018年10月头颅MRI

二、入院诊断

左肺腺癌$rT_2N_2M_{1c}$ ⅣB期

脑转移癌

肝转移癌。

三、诊疗经过

（一）入院检查及治疗

2018年10月行肝脏穿刺（病例17图6）：腺癌，结合病史符合肺腺癌转移。免疫组合结果（病例17图7）：CK7+，TTF-1+，NapsinA+，CK8+，ALK（V）+。

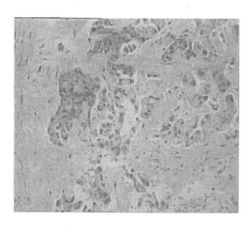

病例17图6　肝穿刺病理

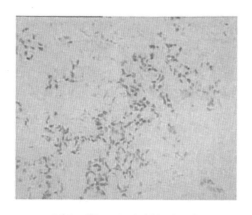

病例17图7　肝穿刺免疫组化

（二）多学科会诊意见

阿来替尼的中枢渗透性达63%～94%。ALEX研究结果显示，无论基线是否存在中枢神经系统（CNS）转移，阿来替尼均可显著延长无进展生存期（PFS），有效降低脑转移发生率，NCCN推荐ALK融合突变阳性者一线治疗优选阿来替尼。

遵MDT会诊意见，患者于2018年10月开始接受阿来替尼（600mg/次 bid）口服靶向治疗，期间无明显QT间期延长、水肿、肝功能异常、便秘、皮疹等不良反应。

服药一个月后复查，颅内病灶基本完全消失（病例17图8），肝转移瘤缩小（病例17图9）。截至2023年9月，定期复查疾病稳定（病例17图10、图11），PFS2已达60个月。

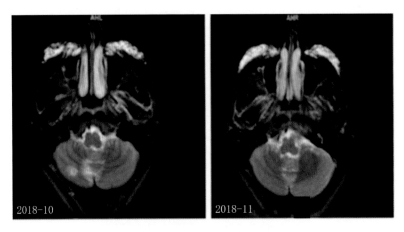

病例17图8　靶向治疗1个月头颅MRI

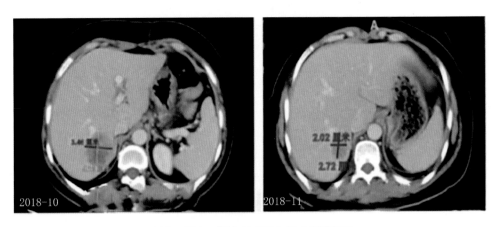

病例17图9　靶向治疗1个月上腹部CT

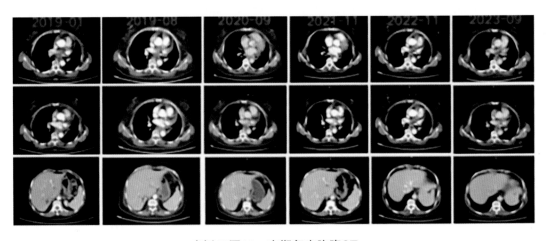

病例17图10　定期复查胸腹CT

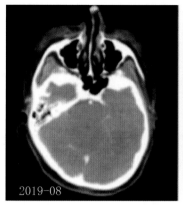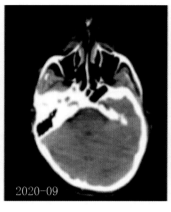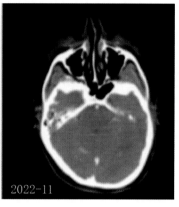

病例17图11　定期复查头颅CT

四、诊疗经验

ALK融合素有"钻石突变"之称，是晚期非小细胞肺癌（NSCLC）重要治疗靶点之一，多见于不吸烟或少量吸烟的年轻女性患者。突变类型主要有融合、扩增和点突变，其中ALK融合突变最常见，以EML4-ALK为主。

ALEX研究确立了阿来替尼在ALK阳性晚期NSCLC的一线治疗优选地位，日本的J-ALEX研究在亚洲人群中再次验证了阿来替尼的优选地位。另一项基于亚洲人群的ALESIA研究进一步刷新了阿来替尼的生存数据，中位PFS达到惊人的41.6个月，首次跨入"4"时代，在中枢神经系统（CNS）转移组中获益更显著，且安全性良好。阿来替尼在疗效和安全性方面全方位碾压一代ALK-TKI，在与三代ALK-TKI疗效接近的同时在安全性方面独占鳌头，故而得到国内外指南的一致推荐，成为ALK阳性晚期NSCLC的一线治疗优选。

2023欧洲肿瘤内科学会（ESMO）上发布了ALINA研究的数据，相较于含铂化疗，阿来替尼辅助治疗完全切除的IB（肿瘤≥4cm）至ⅢA期ALK阳性NSCLC患者，可以降低患者的疾病复发或死亡风险76%，开启了阿来替尼在ALK阳性早期NSCLC的精准格局。

本例患者若在一线治疗时精准检测到ALK融合突变，或有机会更早从阿来替尼治疗中获益。

非小细胞肺癌融合基因检测临床实践中国专家共识指出，ALK融合检测推荐使用Ventana-D5F3 IHC、FISH、qRT-PCR和二代测序方法。其中，Ventana-D5F3抗体IHC在肺腺癌患者中的灵敏度和特异度高。推荐对于明确为浸润性腺癌的Ⅱ～Ⅲ期NSCLC患者进行融合基因检测，而对靶向治疗耐药后再次活检的患者，建议使用二代测序同时检测多种基因变异。

共识指出，检测标本首选肿瘤组织学标本，无法获取足够肿瘤组织学标本时，可选择细胞学标本，无法获取足够肿瘤组织学或细胞学标本时，建议选择液体活检（血液、浆膜腔积液、脑脊液等的上清液）。但液体活检检测融合基因假阴性率较高，研究显示，在初治晚期NSCLC患者中，基于循环肿瘤DNA（ctDNA）的杂交捕获二代测序检测ALK融合的灵敏度仅为64.7%～79.2%。

耐药是临床必然将面对的问题，在当下精准医疗时代，阿来替尼耐药后再次活检并检测耐药机制，以指导后续治疗决策制定必不可少。耐药机制分为ALK依赖性耐药和非ALK依赖性耐药，前者主要是因为ALK激酶区继发突变影响了靶向药物和蛋白的结合，从而导致靶向药物耐药。以阿来替尼为代表的二代ALK-TKI耐药的60%～70%是发生了ALK的继发突变，其中以G1202R继发突变为主，占30%～40%，而该位点对三代ALK-TKI敏感。余下的60%～70%非G1202R继发突变则可以被其他不同ALK-TKI所抑制，可根据具体突变情况选择不同药物治疗。对于无ALK继发突变的患者，需积极检测以明确是否有非ALK依赖性耐药突变，主要包括旁路突变、组织学转换等，治疗策略上可选择联合对应耐药靶向抑制剂（如针对继发MET扩增者联合MET抑制剂）、联合化疗、联合抗血管靶向治疗、转为化疗为主的治疗等。

除此之外，进展范围和程度也是需要纳入考虑的因素。SINDAS研究结果显示，TKI联合放疗显著改善了EGFR突变阳性寡转移肺腺癌患者的PFS和OS，所以，对于寡进展或CNS进展的患者，可在继续使用阿来替尼的同时联合局部治疗（手术或局部放疗）；对于基线伴CNS转移的CNS外进展的患者，则可考虑继续阿来替尼的基础上联用含铂化疗控制进展病变。

ALK抑制剂的飞速更新迭代已成功助力ALK阳性NSCLC患者进入慢病化管理时代，新的治疗策略研究如火如荼，ALK阳性NSCLC患者前景可期。

（供稿：江苏省肿瘤医院　方　瑛）

（审稿：江苏省肿瘤医院　周国仁）

参考文献

[1]Mok T，et al.Updated overall survival and final progression-free survival data for patients with treatment-naive advanced ALK-positive non-small-cell lung cancer in the ALEX study[J]. Ann Oncol，2020，31（8）：1056-1064.

[2]Nakagawa Kazuhiko，Hida Toyoaki，Nokihara Hiroshi et al. Final progression-free survival

results from the J-ALEX study of alectinib versus crizotinib in ALK-positive non-small-cell lung cancer[J].Lung Cancer，2020，139：195-199.

[3]Thanyanan Baisamut，et al.Alectinib（ALC）vs crizotinib（CRZ）in Asian patients（pts）with treatment-naïve advanced ALK+ non-small cell lung cancer（NSCLC）：5-year update from the phaseⅢ ALESIA study.LBA11，2022，ESMO Asia Congress.

[4]Solomon B，et al.ALINA：efficacy and safety of adjuvant alectinib versus chemotherapy in patients with early-stage ALK+ non-small cell lung cancer（NSCLC）.Presentation at：European Society for Medical oncology Congress；2023 October 20-24.Late-breaking abstract #2075.

[5]中国抗癌协会肿瘤病理专业委员会，中华医学会肿瘤学分会肺癌专家委员会，国家病理质控中心.非小细胞肺癌融合基因检测临床实践中国专家共识（2023版）[J].中华病理学杂志，2023，52（6）：565-573.

病例18 ⅢB期非小细胞肺癌的新辅助免疫联合化疗 + 手术治疗

一、病例摘要

基本信息： 患者男性，68岁，ECOG 1分。2019年7月因"咳嗽、咳痰1个月余，发现左肺占位2周"入院

现病史： 患者1个月前出现咳嗽、咳痰，抗生素治疗1周未见好转，2周前外院查胸部CT提示：左肺上叶近肺门占位。肺功能：FEV1：2.18L，FEV1/FVC Pred%：71.1%，DLCO Pred%：91.2%。高度怀疑"肺癌"可能，为进一步诊治至我院。

既往史： 高血压病史20年，余无特殊。

个人史： 无肿瘤家族史，吸烟50年，40支/日。

二、入院诊断

左肺肿物待查。

三、诊疗经过

1. 入院检查及治疗　入院查PET-CT（病例18图1）：左肺上叶近肺门处可见FDG摄取增高肿物（SUV_{max} 12.7），大小约5.4cm×5.4cm，与左侧肺门淋巴结分界不清，纵隔6区可见FDG摄取增高肿大淋巴结（SUV_{max} 14.1），短径约2.4cm；考虑左肺中心型肺癌（$cT_3N_2M_0$）伴左侧肺门、纵隔淋巴结转移。支气管镜：右肺中、下叶管口见新生物、管腔狭窄。EBUS穿刺病理：可见片状及巢团状分布的肿瘤细胞，细胞核有异型性，结合免疫组化染色结果，符合鳞状细胞癌。免疫组化染色结果：p40（+），p63（+），Napsin（-），TTF1（-）。R4、7组淋巴结穿刺标本未见肿瘤细胞。基因检测：TP53（+）；PD-L1 70%。

初步诊断：左肺上叶中心型鳞癌（$T_3N_2M_0$ ⅢB）纵隔淋巴结转移（6区）；肺门淋巴结转移；TP53（+），PD-L1 70%；EGFR wt，ALK（-）。

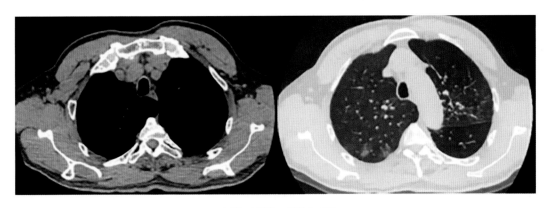

病例18图1　PET-CT

2．多学科会诊意见　MDT讨论后拟行新辅助治疗。2019年8月6日起予"纳武利尤单抗200mg＋卡铂450mg＋白蛋白紫杉醇490mg"治疗3周期。新辅助治疗完成后复查相关指标：肿瘤最大径3.3cm，淋巴结最大径0.9cm，疗效评价为PR。治疗过程中患者出现的不良反应包括2度骨髓抑制及血栓形成。

治疗期间胸部CT变化情况，如病例18图2所示。

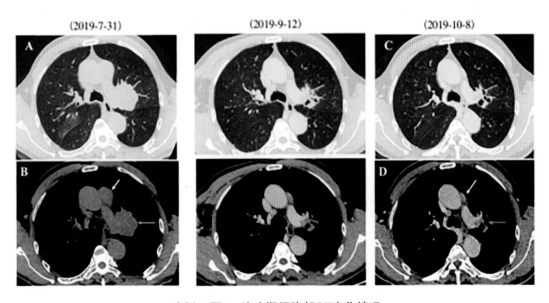

病例18图2　治疗期间胸部CT变化情况

新辅助治疗结束后18天（2019年10月8日）行手术治疗，手术方式为胸腔镜左全肺切除术＋纵隔淋巴结清扫术。术中见左肺动脉主干及左肺尖前干动脉根部几乎完全被肿瘤包绕，难以将肿瘤与左肺尖前干动脉根部以及部分左肺动脉主干完全游离，遂打开心包，于心包内闭合左肺动脉主干，行左全肺切除术。术后病理（病例18图3）示左肺中心型鳞状细胞癌，伴大片变性、坏死及灶片状泡沫状组织细胞反应及胆固醇裂隙样结构，癌巢占瘤床比例＜10%，符合化疗后改变。可见脉管内瘤栓，未侵及脏层胸膜；支气管和血管断端未见癌侵犯；6、10组淋巴结可见癌转移，4、5、7、9、11、12组淋巴结可见灶片状泡沫状组织反应，可见变性、坏死及胆固醇裂隙样结构。免疫组化染色结果：CK5/6（＋），p40（＋），TTF-1（－）。术后病理分期：$ypT_{2a}N_2M_0$ ⅢA（AJCC第8版TNM分期）。术后于2019年12月7日给予"卡铂＋白蛋白紫杉醇"化疗2周期。2022年7月7日随访复查PET-CT未见进展（病例18图4）。

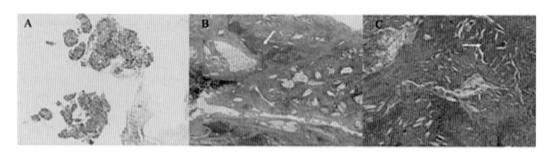

病例18图3　手术前后病理学诊断

注：A. 术前 EBUS-TBNA 穿刺；B、C. 手术切除后肿瘤病理。

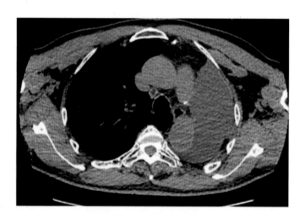

病例18图4　随访时PET-CT

四、诊疗经验

在所有肺癌中，非小细胞肺癌（NSCLC）占80%～85%，临床主要治疗方法有手术、放射治疗和化疗等，其中手术完全切除在NSCLC的治疗中占据主导地位。虽然外科技术及手术器械日益发展，但是肺癌外科切除术后患者的5年生存率长期波动在15%～45%。近年来，随着新的治疗药物和放射治疗手段的不断发展，NSCLC的多学科综合治疗已取得一定的进展。本例患者经新辅助治疗后再行手术治疗，目前病情稳定，多学科诊疗策略发挥了重要作用。在整个治疗过程中，手术治疗是其获得长生存的关键，术前新辅助治疗和术后化学治疗的叠加和序贯作用不容忽视。

本例患者在新辅助治疗及手术等治疗后已获得超过3年生存期，目前病情稳定，但在诊疗细节上，对于ⅢB期肺癌患者经治疗降期后是否可手术、经新辅助治疗后的NSCLC患者的手术边界、术后辅助治疗策略仍值得进一步探讨。

（一）手术治疗方面

手术是治疗NSCLC的首选方案，也是最主要和最有效的治疗手段。根据2010年美国国立综合癌症网络指南，凡是Ⅰ期、Ⅱ期及部分ⅢA（N1）的肺癌均应尽早进行手术治疗。目前部分ⅢB期肺癌也可采用手术为主的综合治疗。2022年我国肺癌诊疗指南推荐肺癌外科手术的绝对适应证是$T_{1\sim3}N_{0\sim1}M_0$的病变，相对适应证是部分$T_4N_{0\sim1}M_0$期的病变，争议较大的手术适应证是$T_{1\sim3}N_2M_0$期的病变。正确的手术前分期、严格掌握肺癌手术适应证及规范性的肺癌根治性手术是提高肺癌外科疗效的关键性保证。常用的手术方法有肺叶切除术，支气管、全肺切除术，局部切除术，肺血管成形肺叶切除术和纵隔淋巴结切除术等。

现阶段，对于部分$Ⅲ_{A\sim B}$期，甚至Ⅱ期患者，术前新辅助治疗显示了良好的效果，在无进展生存期（PFS）、远期预后等方面均有不同程度改善。但新辅助免疫治疗的可行性尚未达成共识，目前研究的治疗模式主要有新辅助免疫治疗+手术、新辅助免疫联合化学治疗+手术等。近期有关Ⅲ期NSCLC患者新辅助免疫治疗的临床试验发现，相对于单纯的新辅助化疗，新辅助免疫治疗的疾病缓解率得到了很大的提高，特别是新辅助免疫治疗联合化疗，有望达到治愈效果。

不同治疗模式的药物不良作用及对手术的影响也不可忽视。有报道在临床中发现免疫治疗后局部淋巴结与血管粘连严重难以解剖，增加了手术困难，这一现象是否与手术介入时机相关尚不明确。研究发现无论是术中指标（出血量、手术时间、中转开胸率）还是术后指标（术后并发症发生率），新辅助免疫治疗相比单纯新辅助化疗都显示出更高的风险，但差异无统计学意义，提示新辅助免疫治疗联合手术治疗局部进展期NSCLC具有一定困难，但安全可行。上述研究大部分在ⅢA期NSCLC患者中进行，缺乏大量在ⅢB期NSCLC患者中的应用研究，尚无明确数据结果。不过，本例患者的治疗历程无疑体现出了新辅助免疫联合化疗后手术治疗在ⅢB期NSCLC患者中可以发挥的良好治疗效果。

（二）术后辅助治疗方面

既往研究表明，在传统放射治疗技术条件下，术后放射治疗并不能显著改善NSCLC患者的生存，反而可能由于严重的心肺毒性影响到部分患者的生存。近年来，随着放射治疗设备的进步，以立体定向、三维适形放射治疗和调强放射治疗为代表的新放射治疗技术的普及，可改善局部控制率。最近研究显示术后放射治疗跟单纯手术相比并没有明显的优势，对于Ⅰ期、Ⅱ期患者不提倡术后放疗。然而，对于N₂期患者术后辅助放疗目前仍存在争议，既往少量研究发现术后放疗相较于未放疗患者能提高生存率。近期的大型临床试验研究尚无阳性结果，因此现代放疗技术下仍然不推荐对所有N2期患者进行术后辅助放疗。不过，术后放疗能显著降低局部复发率，对于高危患者如多站淋巴结转移、上叶侵犯隆突、淋巴结包膜外侵、手术清除最高站阳性、淋巴结清扫不彻底等，术后辅助放疗的价值仍不容忽视，需大量研究进一步探索。对于术前接受了新辅助治疗患者，无论纵隔持续受累ypN2还是达到降期ypN0，术后放疗仍存在争议，因为该部分患者后期局部复发率仍比较高，目前尚无前瞻性数据。由于本例患者接受了全肺切除，是否放疗需MDT讨论共同决策，需结合患者ctDNA和MRD结果、肺功能、放疗及免疫治疗叠加的肺毒性等不良反应等综合考虑。

目前，新辅助免疫治疗联合化疗后手术切除治疗肺癌初步显示了较好的短期预后，但长期生存结果尚未明确，新辅助治疗用药周期数、最佳间隔时间及治疗模式的选择、手术治疗的时机、手术方式的选择、"手术禁区"的边界，术后辅助放疗等问题需要大量前瞻性研究进一步探索。

（供稿：北京大学人民医院　王　迅）

（审稿：北京大学人民医院　杨　帆）

参考文献

[1]申海霁，陆舜.晚期非小细胞肺癌治疗进展[J].肿瘤学杂志，2009，15：698-702.

[2]Provencio M，Nadal E，Insa A，et al.Neoadjuvant chemotherapy and nivolumab in resectable non-small-cell lung cancer（NADIM）：an open-label，multicenter，single-arm，phase 2 trail [J].Lancet Oncol，2020，21（11）：1413-1422.

[3]白悦，孙大强，张逊，等.PD-1抑制剂联合化疗在Ⅲ期非小细胞肺癌术前新辅助治疗中的随机对照研究[J].中国胸心血管外科临床杂志，2021，28（8）：963-971.

[4]蔡永圣，董红红，苗劲柏，等.非小细胞肺癌新辅助治疗联合外科手术的研究进展[J].癌症进展，2021，19（20）：2062-2065、2152.

病例19 ⅢB期非小细胞肺癌的同步放化疗序贯免疫治疗

一、病例摘要

基本信息：患者男性，61岁。因"反复胸痛伴痰中带血6个月，加重3天"就诊。

现病史：患者于2019年无明显诱因出现反复胸痛、咳嗽咳痰，伴痰中带血，对症处理后症状无缓解。3天前患者胸痛加重，外院胸部CT示：左肺癌伴阻塞性肺炎，为求进一步诊治收入我院。

既往史、个人史、家族史：吸烟30$^+$年，20支/日，有酗酒史。余（－）。

查体：ECOG 1分，无明显阳性体征。

二、入院诊断

左肺癌伴阻塞性肺炎。

三、诊疗经过

1. 入院检查及治疗　入院完善相关检查：胸部CT（病例19图1）：左肺门旁肿块，大小约3.2cm×3.9cm，伴左肺上叶阻塞性炎症，考虑恶性肿瘤可能。全身PET-CT（病例19图2）：左上肺肺门部肿块伴远端阻塞性炎症，同侧肺门、纵隔淋巴结转移可能。左下肺空洞结节（病例19图3），FDG代谢异常增高，SUV$_{max}$ 8.0，支气管镜下病理回报（左肺上叶支气管）鳞状细胞癌，NaspinA（－），p40（＋），p63（＋），TTF-1（－），PD-L1 22C3（TPS＜1%）；7组淋巴结见癌细胞。左肺下叶空洞穿刺病理（病例19图4）：空洞壁为炎性渗出、坏死组织，未见明确肿瘤细胞，未见真菌等特殊病原体。实验室检查：未见明显异常。

检查期间患者出现发热等感染症状，院内多次行痰培养，肺泡灌洗液送华山医院行病原学检查提示为铜绿假单胞菌感染，予规范抗感染治疗及营养支持，患者症状缓解，影像学改善（病例19图5）。

初步诊断为：①左肺上叶鳞癌cT$_4$N$_2$M$_0$ ⅢB期；②肺门淋巴结转移癌；③纵隔淋巴结

转移癌；④左肺上叶阻塞性肺炎；⑤左肺下叶空洞伴感染。

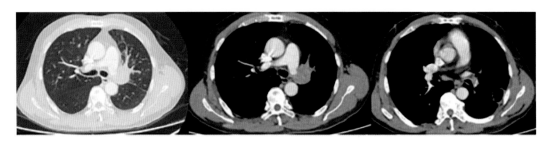

病例19图1　基线胸部CT

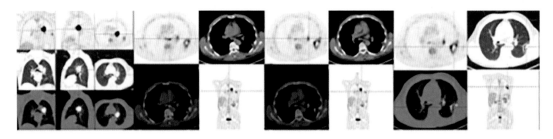

病例19图2　全身PET-CT

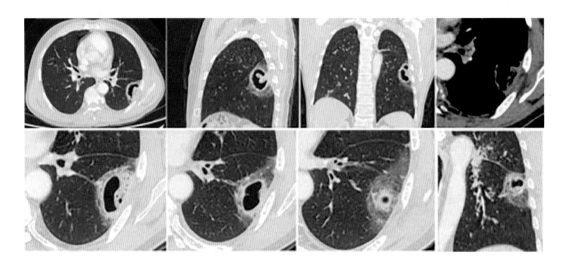

病例19图3　左肺下叶空洞影像学

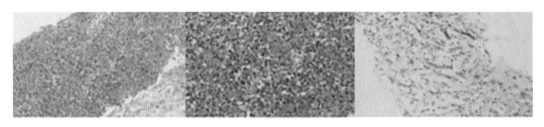

病例19图4　左肺下叶空洞穿刺组织病理学

（MDT）会诊，以便为患者制定个性化、全面的治疗方案。在MDT讨论的基础上，根据患者的具体病情，可采用手术、放疗、化疗、靶向治疗、免疫治疗等多种治疗手段相结合的方式，以期提高治愈率和生活质量。

鳞癌约占非小细胞肺癌的30%。而在空洞型肺癌中，约80%为肺鳞癌。空洞型肺癌的形成多源于肿瘤缺血坏死或阻塞远端支气管导致的脓肿，而在坏死物引流后，便形成了空洞，在CT上表现为含有壁结节的厚壁空洞，以偏心空洞多见，内壁与外壁形态不一致。本例患者原发灶病理明确为鳞癌，鳞癌可能出现空洞型转移灶，但通常不会伴有磨玻璃影。然而，本例左肺下叶空洞周围存在明显的磨玻璃影，因此可以排除其为原发灶肺内转移灶的可能性。从影像学角度来看，该患者左肺下叶的病灶更倾向于炎性病灶。一方面，空洞内壁较为光滑，且内部含有内容物，符合炎症表现；另一方面，本例中央型肺癌侵犯肺门血管，可能导致胸膜下小血管闭塞，进而引发肺梗死后继发感染。空洞穿刺病理结果与影像学表现相符，经过规范化抗感染治疗后，患者病情得到明显控制。

在临床实践中，遇到肺单发空洞时，还需与以下感染性疾病进行鉴别：结核性空洞，多见于下叶背段和上叶尖或后段，主要见于继发性肺结核，部分原发灶也可形成空洞，洞壁光滑，包括浸润干酪灶空洞、纤维干酪空洞、干酪空洞及纤维空洞。肺脓肿，多发生在肺炎后、吸入性或由肺外蔓延的病变（如阿米巴脓肿）。肺霉菌病，包括组织胞浆菌病、侵袭性肺曲菌病、肺放线菌病、隐球菌病。尘肺空洞，发生在进行性尘肺融合块基础上，常伴有肺结核。

抗肿瘤治疗方面，对于不可手术的Ⅲ期NSCLC，CSCO指南推荐按PS评分分层治疗：评分0~1分推荐"根治性同步放化疗（免疫治疗作为巩固治疗）、序贯化疗＋根治性放疗"；评分2分推荐"序贯放疗＋化疗、单纯放疗、化疗或靶向治疗"。临床上对于肿瘤负荷高的患者，诱导化疗可用于减小肿瘤体积，从而为化放疗同步治疗创造机会。然而，目前尚无证据表明诱导化疗能显著提高患者的生存获益。也尚无研究表明放化疗后巩固化疗能为患者带来长期生存获益。研究显示大约20%的患者在接受同步放化疗后可能不需要额外治疗。鉴别这部分患者有助于降低不必要的治疗毒性，减轻患者经济负担。另一个需密切关注的人群是驱动基因突变患者。多项研究结果显示，经典EGFR突变和ALK重排患者无法从免疫治疗中取得获益，因此不建议进行免疫巩固治疗。

针对不可切除患者在经过诱导治疗后是否可以手术，目前尚无明确的推荐指南。ESPATUE研究显示，部分不可切除的Ⅲ期NSCLC患者，经诱导化疗或放化疗后T、N分期明显降期，可成功转变为可手术切除。尽管术后PFS和总生存期（OS）没有增加，但亚组分析显示T_3N_2、$T_4N_{0~1}$患者有明显的长期生存获益，尤以$T_4N_{0~1}$显著。然而，目前尚缺乏高级别证据支持将新辅助放疗或放化疗联合手术作为常规治疗模式。除临床研究外，新辅助放疗也未获得适应证。

本例患者经MDT团队会诊后，诊断为不可切除的Ⅲ期NSCLC。根据国内外权威指南的推荐，患者接受了同步放化疗后序贯免疫巩固治疗，疗效显著，且安全耐受性良好。截至2023年6月，患者的无进展生存期已超过45个月。本例患者治疗的成功充分体现了MDT的优势。在这个治疗愈发精细化的时代，随着对肿瘤生物学的深入研究，MDT协作有助于充分辨别患者亚群，从而为个体量身定制最佳治疗方案。这种综合治疗模式有助于进一步提高肿瘤治疗的效果，降低治疗毒性，提高患者生存质量。未来，随着医学研究的不断发展，MDT团队将继续优化治疗策略，为患者提供更精准、更有效的治疗方案。

（供稿：复旦大学附属肿瘤医院　倪建佼）

（审稿：复旦大学附属肿瘤医院　朱正飞）

参考文献

[1]Goldstraw P，Chansky K，Crowley J，et al.The IASLC lung cancer staging project: proposals for revision of the TNM stage groupings in the forthcoming（eighth）edition of the TNM classification for lung cancer[J].J Thorac Oncol，2016，11（1）：39-51.

[2] Mosmann MP，Borba MA，de Macedo FP，et al.Solitary pulmonary nodule and ^{18}F-FDG PET/CT.Part 1：epidemiology，morphological evaluation and cancer probability[J].Radiol bras，2016，49（1）：35-42.

[3]中华医学会肿瘤学分会.中华医学会肺癌临床诊疗指南（2022年）[J].中华医学杂志，2022，102（23）：1706-1740.

[4]Cortiula F，Reymen B，Peters S，et al.Immunotherapy in unresectable stage Ⅲ non-small-cell lung cancer：state of the art and novel therapeutic approaches.Annals of Oncology，2022，33（9）：893-908.

病例20　ⅢB期非小细胞肺癌及食管双原发癌的放化疗治疗

一、病例摘要

基本信息：患者男性，60岁。因"胸闷2个月余，发现左肺占位3天"入院。

现病史：患者2个月余前饮酒后出现胸闷、气短，无胸痛、发热、恶心、呕吐等不适。3天前自觉上述症状加重，就诊于外院。行胸部CT提示：①左肺下叶占位；②双肺纹理增多；③左侧陈旧性胸膜炎。未行特殊治疗，来我院就诊。

自患病以来精神状态良好，食欲食量良好，睡眠情况良好，体重近2个月下降2kg，大、小便正常。

个人史：40年前患胸膜炎，22年前因腰椎间盘突出行手术治疗；吸烟40余年，20支/天，饮酒40余年，250ml/d，余无特殊。

查体：PS 1分，语清语利，生命体征平稳。浅表淋巴结未及明显肿大。双肺呼吸音可，未及明显干、湿性啰音。心律齐，未及病理性杂音。腹部未及明显阳性体征。双下肢无肿胀，病理征阴性。

二、入院诊断

1. 左肺下叶占位性病变。
2. 腰椎间盘突出症术后。

三、诊疗经过

1. 入院检查及治疗、多学科会诊意见　入院胸部CT（病例20图1）：①左肺下叶肿块，肺癌可能性大；②双肺多发小结节样密度增高影，性质待定，随诊；③右侧锁骨上、纵隔内及左肺门多发淋巴结转移可能性大；④左侧胸膜增厚，伴钙化灶，随诊；⑤肝左叶片状强化影，异常灌注可能；肝左叶小囊肿。

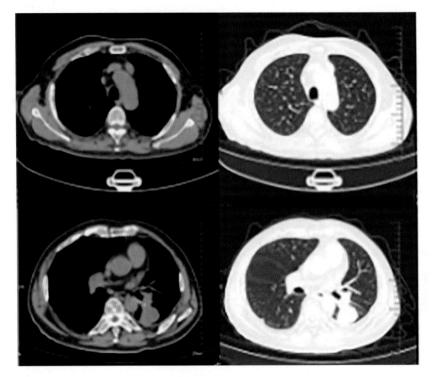

病例20图1　入院胸部CT

支气管镜检查结果及活检病理报告：左肺下叶盲检，低分化癌，结合形态及免疫组化考虑腺癌伴鳞样及神经内分泌表达。

入院头颅核磁共振（病例20图2）：①右侧额叶线样强化，血管畸形可能，随诊；②双侧筛窦、双侧上颌窦、额窦炎。

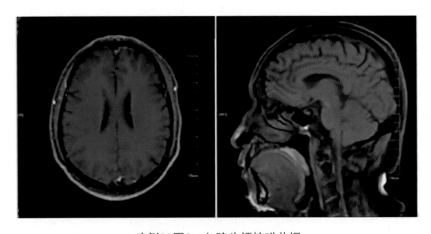

病例20图2　入院头颅核磁共振

入院PET-CT（病例20图3）：①左肺下叶不规则软组织肿块影，代谢增高，肺恶性病变（肺癌？）可能性大，请结合临床；右肺上叶多发微小结节影，代谢无异常，肺多发良性结节可能性大，请随访；右肺中叶钙化灶；②双侧锁骨上区、纵隔2~5区及左肺门多发软组织结节影，代谢增高，多发淋巴结转移可能性大；余纵隔7、8区及右肺门多发软组织结节影，代谢无异常，多发良性淋巴结增大可能性大；③胃充盈欠佳，胃底、胃体小弯侧及大弯侧局部胃壁略增厚，代谢不均匀增高，请结合胃镜。

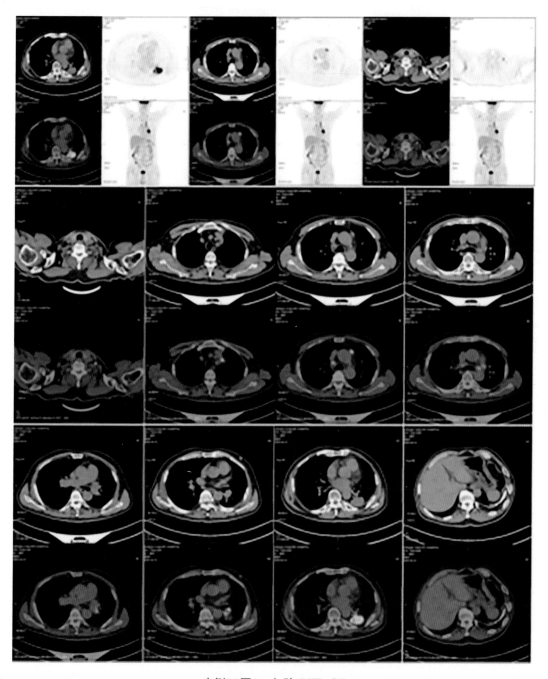

病例20图3　入院 PET-CT

胃镜检查结果及活检病理报告：①食管（31~37cm）原位鳞状细胞癌，不除外更严重病变；②（胃体中部、上部）黏膜慢性炎。

2．首次多学科会诊意见

（1）综合患者病理学及影像学资料，患者目前诊断双原发癌：①左肺腺癌cT_2N_3（？）M_0 ⅢB期？需要进一步完善免疫和肺癌相关基因检测；②食管下段鳞状细胞癌cT_xN_0（？）M_0建议完善超声胃镜，评估是否可行内镜下黏膜剥离术。

（2）建议行锁骨上淋巴穿刺活检，明确锁骨上淋巴结病理学诊断，指导分期。

肺部病变 PD-L1 检测及基因检测结果：①PD-L1（22C3、SP263）阳性肿瘤细胞TPS 3%；②基因检测范围内未发现有明确意义突变。

左侧锁骨上淋巴结活检穿刺及活检病理报告：（左锁骨上淋巴结）癌浸润/转移，免疫组化提示腺癌，肺来源可能。免疫组化：A：CK（+），CK7（+），TTF-1（+），NapsinA（-），P40（-），P63（-），SyN（-），CgA（-），CD56（-），INSM1（-），CR（-），CDX-2（-），SATB2（-），Villin（-），Ki-67（30%）。

超声胃镜检查结果、内镜下ESD术及活检病理报告：（食管30~36cm ESD）鳞状上皮高级别上皮内瘤变，侧切缘及基底切缘干净。（食管 40.5~43cm ESD）鳞状上皮高级别上皮内瘤变，侧切缘及基底切缘干净。

3．再次多学科会诊意见

（1）患者明确诊断：①左肺腺癌$cT_2N_3M_0$ ⅢB期 驱动基因阴性；②食管高级别上皮内瘤变。

（2）左肺腺癌：患者为局部晚期肺腺癌，驱动基因阴性，治疗建议行放化疗；PACIFIC和GEMSTONE-301研究证实放化疗联合治疗后，免疫维持可延长生存期，所以患者可考虑后续免疫维持治疗。

（3）食管高级别上皮内瘤变：定期复查、随访。

4．治疗经过　患者放疗靶区及放疗计划（病例20图4）：GTV：左肺下叶病灶；GTVn：1区纵隔2~5区转移淋巴结；CTV：GTV+GTVn三维外扩 5mm，包括双侧锁骨上2、3、4、5、10L淋巴结引流区；PTV：CTV三维外扩3mm。剂量：PGTV：DT60.2Gy/2.15Gy/28f；PTV：DT50.4Gy/1.8Gy/28f。

治疗后胸部 CT（病例20图5）：2023年5月：两周期 PC治疗后，放疗期间疗效评估为PR；2023年6月：放化疗结束，疗效评估为PR。

治疗后胸部 CT（病例20图6）：2023年7月：放疗后1个月，疗效评估：SD，启动anti-PD-L1治疗；2023年8月、9月：放疗后免疫治疗后，疗效评估：SD。

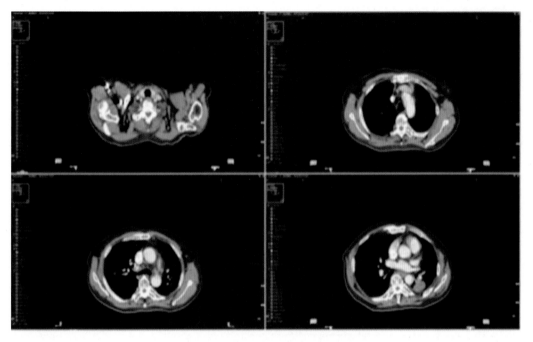

病例20图4　患者放疗靶区及放疗计划

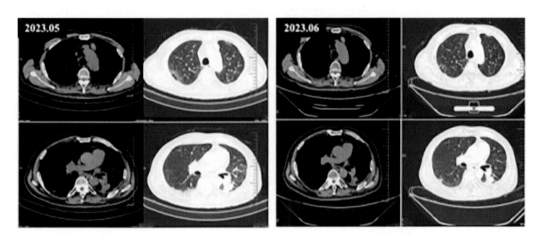

病例20图5　治疗后胸部CT

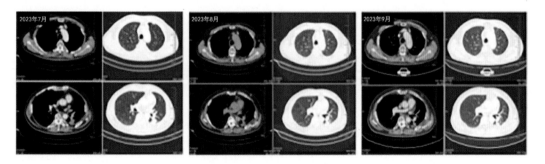

病例20图6　治疗后胸部CT

四、诊疗经验

1. 当肺部、食管同时有肿瘤时，应尽可能明确病理诊断以及临床分期，为后续治疗选择提供参考。

2. 本病例食管和肺部病变病理不同，可明确诊断；针对两病变病理相同情况（如鳞癌），则将进一步增加明确双原发诊断上的难度。

3. 更多的临床数据指导局部晚期不可手术、驱动基因阴性或阳性肺腺癌的治疗。

（供稿：河南省肿瘤医院　王　旭）

（审稿：河南省肿瘤医院　葛　红）

参考文献

[1]Kim HC，Ji W，Lee JC，et al.Prognostic factor and clinical out-come in stage Ⅲ non-small cell lung cancer：a study based on real-world clinical data in the Korean population[J]. Cancer Res Treat，2021，53（4）：1033-1041.

[2]De Ruysscher D，Faivre-Finn C，Nackaerts K，et al.Recommendation for supportive care in patients receiving concurrent chemotherapy and radiotherapy for lung cancer[J]. Annalsofoncology，2020，31（1）：41-49.

[3]Doi H，Tamari K，MasaiN，et al.Intensity-modulated radiation therapy administered to a previously irradiated spine is effective and welltolerated[J].Clin Transl Oncol，2021，23（2）：229-239.

[4]Faivre-Finn C，Vicente D，Kurata T，et al.Four-year survival with durvalumab after chemoradiotherapy in stage Ⅲ NSCLC-anupdate from the PACIFIC trial[J].J Thorac Oncol，2021，16（5）：860-867.

病例21　ⅢB期非小细胞肺癌的免疫联合化疗新辅助＋手术＋辅助治疗

一、病例摘要

基本信息： 患者男性，61岁。2023年1月18日因"咳嗽1周，查体发现左肺占位2天"首诊。

现病史： 患者2023年1月11日无明显原因出现咳嗽，无咳痰，无胸闷、憋气，无咯血，无心悸、心前区疼痛，无腹痛、腹胀，无头晕、头痛，至当地社区医院就诊，予抗炎治疗无效，进一步行胸部平扫CT检查示"左肺门占位，考虑恶性"，为行进一步诊治来我院，门诊以"左肺占位性病变"收入院。患者自发病以来，精神可，饮食一般，睡眠正常，大、小便无异常，体重较前无明显变化。

既往史： 既往体健。

个人史： 吸烟30年，约20支/日，未戒烟。

查体： 左上肺呼吸音略低，少许痰鸣音。

二、入院诊断

左肺上叶鳞癌（$cT_4N_2M_0$，ⅢB期）。

三、诊疗经过

1. 入院检查及治疗

（1）入院检查：胸部CT平扫＋增强（病例21图1）：左肺上叶肿块（最大截面约7.4cm×6.0cm），肺癌可能性大，建议病理学检查；左肺叶间胸膜增厚，转移或浸润的可能性大；左肺门、纵隔7区肿大淋巴结（较大者短径约1.2cm），考虑转移；余纵隔及左锁骨上多发小淋巴结及稍大淋巴结，建议观察或结合PET-CT检查；双肺气肿。支气管镜（病例21图2）：镜下见左肺上叶支气管开口黏膜隆起，表面粗糙充血，取检5块并刷检，质脆、易出血；诊断左肺上叶病变。组织病理（病例21图3）：（左肺气管镜活检）鳞状细胞癌。免疫组化：CK5（＋），P40（＋），CK7（－），TTF-1（－）。PD-L1

（22C3）（TPS＜1%）。PET-CT：结合临床，左肺上叶癌并左肺门及纵隔7区淋巴结转移，影像分期考虑$T_4N_2M_0$。双肺肺气肿，余纵隔淋巴结轻度摄取，建议观察。肺功能检查：中度阻塞性通气功能障碍，轻度肺弥散功能障碍。肿瘤标志物：细胞角蛋白19片段（CYFRA21-1）19.6ng/ml（正常参考值0～3.3ng/ml）。驱动基因阴性。

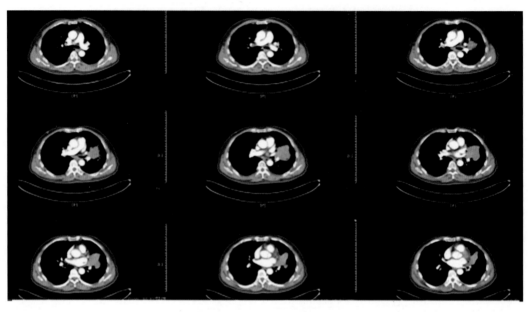

病例21图1　入院时胸部CT

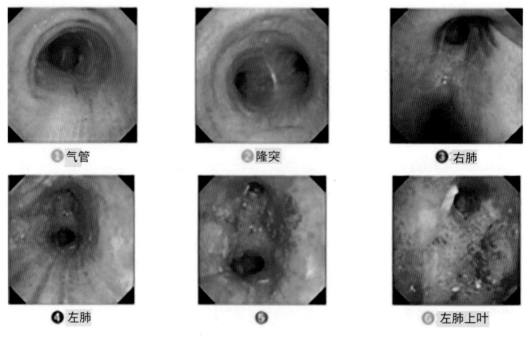

❶气管　　　　　　　❷隆突　　　　　　　❸右肺

❹左肺　　　　　　　❺　　　　　　　❻左肺上叶

病例21图2　入院时支气管镜

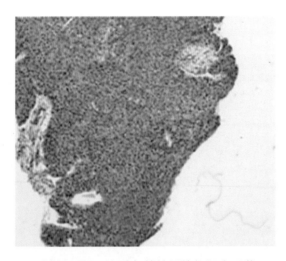

病例21图3　左肺气管镜活检组织病理学

（2）治疗：综合评估患者病情后制订了3种治疗方案：①手术治疗：单站N_2，可R0切除。困难点在于肿瘤位于左肺门，与肺动脉干关系紧密，并且几乎包绕下肺动脉，可能需要全肺切除；此外患者未戒烟、肺功能欠佳；②根治性放化疗＋免疫巩固治疗：肿瘤负荷大，至少先行化疗2～3周期；③新辅助治疗：最佳选择。

2. 多学科会诊意见

第一次，2023年1月29日：局部晚期非小细胞肺癌，请评价手术指征，如能手术，建议新辅助治疗后手术；如不能手术，建议根治性放化疗，根据基因检测结果及免疫指标检测结果，决定是否PD-L1抑制剂巩固。

第二次，2023年1月31日：首先结合外科意见是否潜在可切除，如果潜在可切除，建议新辅助治疗后考虑手术，若初始不可切除，建议化疗后评估同步放疗可能，再结合基因和PD-L1情况决定是否免疫巩固治疗。

最终确定治疗方案为：新辅助免疫联合化疗3周期（纳武利尤单抗360mg q3w＋白蛋白紫杉醇400mg、卡铂400mg q3w）。同时协助患者戒烟，行呼吸功能锻炼，以改善肺功能。新辅助治疗期间动态监测肿瘤标志物，发现CYFRA21-1持续下降。胸部CT（病例21图4）显示病灶较前明显缩小。支气管镜（病例21图5）：左肺上叶各段支气管开口未见新生物。肺功能：中度阻塞性通气功能障碍，轻度肺弥散功能障碍。

于2023年4月26日在全麻下行左肺上叶癌根治术（剖左胸左肺上叶切除＋纵隔肺门淋巴结清扫术）。术后病理回报（病例21图6）：左肺上叶浸润性鳞状细胞癌（非角化型），中分化，分期为$ypT_{1a}N_0M_x$；治疗情况：①原始肿瘤情况：肿瘤成分明显减少，残留肿瘤组织约1%，肿瘤间质明显纤维化、多核巨细胞反应、炎细胞浸润、钙化；②淋巴结：无癌细胞有治疗改变1个，无癌细胞无治疗改变14个。复查胸部CT（病例21图7）可见病灶范围较前缩小。评估疗效达主要病理缓解（MPR）。

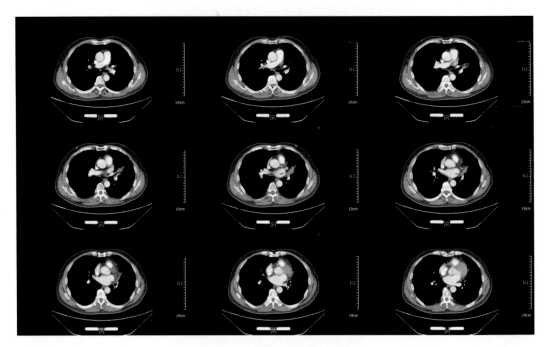

病例21图4　新辅助治疗后胸部CT

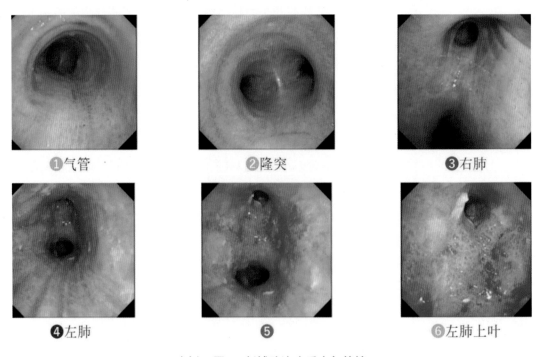

❶气管　　　　　　　❷隆突　　　　　　　❸右肺

❹左肺　　　　　　　❺　　　　　　　　❻左肺上叶

病例21图5　新辅助治疗后支气管镜

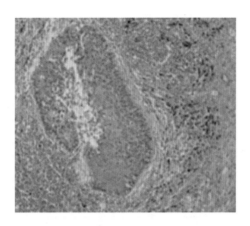

病例21图6　术后组织病理学

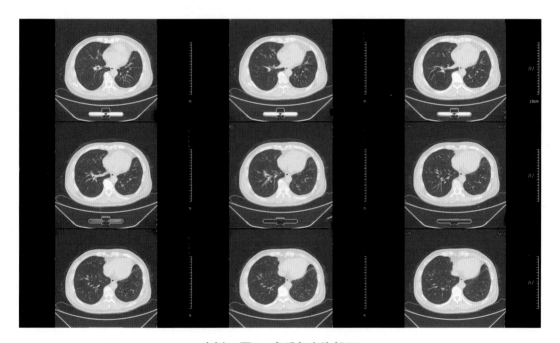

病例21图7　术后复查胸部CT

四、诊疗经验

肺癌仍是全球癌症相关死亡的首要原因，其中非小细胞肺癌（NSCLC）约占85%。遗憾的是，只有20%～25%的NSCLC患者可手术治疗，其中30%～55%接受根治性手术的患者仍将发生复发转移。新辅助化疗联合手术仅可将5年无复发生存率和总生存率提高5%～6%，仅约4%的患者能够获得完全病理缓解（PCR）。免疫检查点抑制剂（ICIs）的问世重塑了局部晚期和转移性NSCLC的治疗格局，显著改善了无驱动基因突变NSCLC患者的预后。

我们知道，约1/3的肺癌患者初诊时已达Ⅲ期，而这部分患者具有明显的异质性，为临床诊疗带来了巨大挑战。因此，以治愈为目标的规范化诊疗尤为关键。涵盖放疗科、外科、内科、影像科、病理科等专家团队参与的多学科联合诊疗（MDT）模式，可以通过多维度的讨论和分析，为患者带来切实的益处，如增加患者满意度、减少住院费用、缩短治疗等待时间、提供更合理的诊疗路径和策略、减少医疗纠纷、增加高质量临床试验的患者入组机会、改善患者预后和生活质量等。

本例患者初诊时分期为ⅢB期，经MDT讨论后接受了新辅助免疫化疗序贯手术治疗，达到了比较满意的病理结局。新辅助治疗一方面能评估药物的治疗反应，缩小原发灶，降低肿瘤期别，提高原发病灶的可切除性；另一方面还能够治疗微转移灶。相比于辅助治疗，患者具有更好的耐受性。新辅助治疗的受益人群主要为部分ⅡB～Ⅲ期NSCLC患者，然而目前一些临床试验和专家共识普遍建议将新辅助免疫治疗（NAI）适用人群扩展至ⅠB～Ⅲ期NSCLC患者，应用新辅助单药/双药免疫治疗、或新辅助化疗/放疗联合免疫治疗等，显示出新辅助治疗的重要性日益提高。

新辅助治疗的疗效评价、疗效预测指标，新辅助治疗相关临床研究及新辅助治疗后手术等方面仍值得进一步探讨。

（一）新辅助治疗的短期疗效评价：影像学和病理学评估

基于肺癌病理缓解程度与患者生存期的相关性，国际肺癌研究协会于2020年对新辅助治疗后的肺癌病理评估作出了明确定义。MPR要求≤10%的残余肿瘤；PCR则是指肺癌所有切除标本，包括区域淋巴结，苏木精-伊红染色切片完全评估后无任何残余肿瘤细胞。

对于新辅助免疫治疗，因为影像学"假性进展"现象的存在，凸显了病理学评估的重要地位。规范的新辅助治疗后的病理学评估可以详细评估不同治疗方式后的治疗反应及组织学特征，以更精准、更快速地预测预后。此外，还可以根据治疗反应评价术前治疗方案的有效性，为术后治疗方案提供可靠依据。评估内容通常包括：肿瘤退缩范围及比例、残存病灶大小、淋巴结治疗反应等。

值得关注的是，本文患者病灶巨大且与左肺动脉干关系密切，伴行距离达3cm，直接手术难度及风险极高——需要左肺全切除且无法达到R0切除，而经过新辅助免疫化疗，术后顺利达到MPR。未来我们还应进一步思考和探索新辅助免疫治疗疗效的预测指标。

（二）新辅助治疗相关临床研究

作为首个评估早期NSCLC NAI的临床研究，CheckMate 159试验结果表明，尽管NAI周期数较少，但其MPR率和PCR率均高于既往新辅助化疗的历史数据（45%比20%、10%

比4%），且安全性良好，既没有导致接受根治性手术的患者比例大幅下降（约90%的患者完成了根治性手术），也没有导致意外并发症。

截至目前，新辅助免疫化疗的可行性已在4项Ⅲ期随机对照试验中得到了确证：CheckMate 816、AEGEAN、Neotorch和KEYNOTE-671研究。CheckMate 816研究率先改变了可切除NSCLC的治疗模式，且新辅助免疫化疗未影响手术可行性和安全性。AEGEAN研究达到了双主要终点，与新辅助化疗+手术+安慰剂辅助治疗组相比，"新辅助免疫＋化疗＋手术＋免疫辅助治疗"组的PCR率和3年无事件生存（EFS）均显著获益，且EFS获益不受PD-L1表达、肿瘤分期影响。Neotorch研究则创新性地设计了"3＋1＋13"围术期治疗模式（免疫联合化疗新辅助治疗3周期＋辅助治疗1周期＋免疫巩固治疗13周期），较"新辅助化疗＋手术＋安慰剂辅助治疗"组的MPR率和EFS均显著改善，且MPR与EFS相关。EFS获益不受PD-L1表达、组织学类型的影响。KEYNOTE-671研究未严格排除EGFR/ALK阳性的患者，无论组织学类型、PD-L1表达或肿瘤分期如何，"新辅助免疫＋化疗＋手术＋免疫辅助治疗"较新辅助化疗＋手术＋安慰剂辅助治疗显著改善EFS，且达到MPR或PCR的患者其EFS更优。术前新辅助＋术后辅助的围手术期免疫治疗也是可切除局晚期NSCLC治疗的选择。

（三）新辅助治疗后手术

NSCLC手术的最终目标是R0切除以获得更好的总生存期。本例患者为左上肺巨大肿物，属于比较高难度的手术，在新辅助治疗获得降期后进行手术治疗，获得了不错的疗效。但新辅助治疗后肿瘤退缩，如何确定手术边界仍存在争议——是按照第一次边界切，还是按照新辅助治疗肿瘤退缩以后的边界切？目前相关循证医学证据尚不充分，需要更多大样本量的临床研究为临床实践提供佐证。

本例患者经新辅助免疫化疗序贯手术治疗后取得获益，且全程未发生严重的治疗相关不良反应，耐受性良好。达到良好结局的背后离不开及成员的共同决策和密切支持，为健康保驾护航，并助力患者实现高质量生存。

（供稿：山东第一医科大学附属肿瘤医院　王振丹）

（审稿：山东第一医科大学附属肿瘤医院　宋平平）

参考文献

[1]钟文昭，中国胸部肿瘤研究协作组，中国抗癌协会肺癌专业委员会，等.肺癌多学科团队诊疗中国专家共识（2020版）[J].中华肿瘤杂志，2020，42（10）：817-828.

[2]Souquet PJ，Geriniere L.The role of chemotherapy in early stage of non-small cell lung cancer[J].Lung Cancer，2001，34（Suppl 2）：S155-158.

[3]Pignon JP，Tribodet H，Scagliotti GV，et al. Lung adjuvant cisplatin evaluation：a pooled analysis by the LACE Collaborative Group[J].J Clin Oncol，2008，26（21）：3552-3559.

[4]Xu E，David EA，Ding L，et al.Sequence of biologic therapies and surgery affects survival in non-small cell lung cancer[J].J Surg Oncol，2020，122（2）：320-327.

[5]Yi JS，Ready N，Healy P，et al.Immune Activation in Early-Stage Non-Small Cell Lung Cancer Patients Receiving Neoadjuvant Chemotherapy Plus Ipilimumab[J].Clin Cancer Res，2017，23（24）：7474-7482.

[6]Tanaka A，Sakaguchi S.Regulatory T cells in cancer immunotherapy[J].Cell Res，2017，27（1）：109-118.

病例22 ⅣA期EGFR阳性非小细胞肺癌的靶向治疗

一、病例摘要

基本信息：患者女性，65岁。2020年4月2日因"体检发现右肺占位1天"首诊。

现病史：患者2020年4月2日因"体检发现右肺占位1天"就诊，无咳嗽、咳痰、咯血、胸痛、呼吸困难，无头晕、头痛、肢体乏力、视物模糊等不适。

个人史：否认吸烟酗酒史。育有1女，体健。

查体：KPS 90分。全身浅表淋巴结未扪及肿大，双肺未闻及明显干湿啰音。病理征阴性。

二、入院诊断

右肺占位待查：肺癌？肺结核？

三、诊疗经过

1. 入院检查及治疗　入院后完善相关检查，胸部增强CT（病例22图1）：右肺中叶见一肿块影，形态欠规整，边缘分叶，大小约2.6cm×3.4cm，增强扫描明显不均匀强化，其内见少许肺动脉穿行，右肺中叶支气管远端截断；右肺上叶尖段、左肺尖、左肺下叶前内基底段见斑片状磨玻璃影，较大位于左肺下叶，大小约1.1cm×1.2cm；纵隔内多个小淋巴结，较大短径约0.7cm。头颅MRI平扫（病例22图2）：左侧顶叶见一圆形异常信号约2.3cm×2.5cm，边界清楚，周围见少许环形水肿带。全身骨扫描（病例22图3）：腰椎、双侧骶髂关节退行性变，胸骨、余胸腰椎、双侧肋骨显像剂分布不均，随访。纤维支气管镜（病例22图4）：各段叶支气管通畅，未见狭窄、新生物。全身PET-CT（病例22图5）：右肺中叶占位（约3.5cm×2.8cm，SUV_{max} 9.8）考虑肺癌可能大；右肺上叶及左肺下叶磨玻璃影（较大者约1.2cm，代谢略高于本底）考虑早期腺癌可能大；左侧顶叶结节（约2.4cm×2.0cm，代谢不均匀）考虑转移。肺穿刺活检病理（病例22图6）回报：（右肺）腺癌。基因检测：EGFR基因18号外显子G719X突变（丰度15.24%）和21号外显子L861Q突变（丰度17.41%）。

　　初步诊断：右肺中叶腺癌cT$_{2a}$N$_0$M$_{1b}$ ⅣA期（EGFR G719X&L861Q）。分期依据：①T$_{2a}$：右肺中叶见一肿块影，形态欠规整，边缘分叶，大小约为2.6cm×3.4cm；②N$_0$：胸部增强CT和PET-CT均未见明显区域转移淋巴结；③M$_{1b}$：头部MRI和PET-CT均提示左侧顶叶结节（约2.4cm×2.0cm）考虑转移。

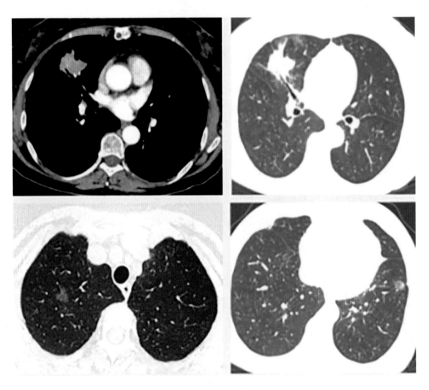

病例22图1　胸部CT

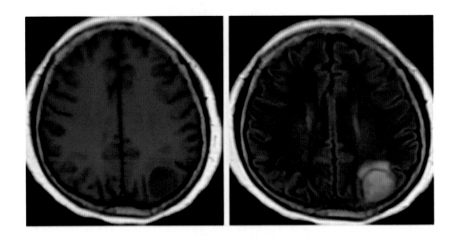

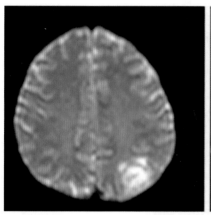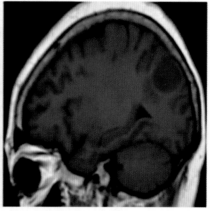

病例22图2　头颅MRI

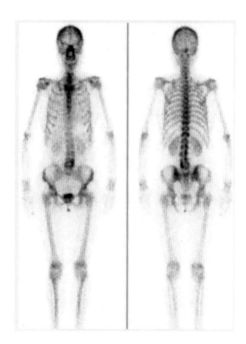

病例22图3　全身骨扫描

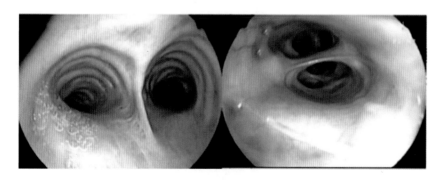

病例22图4　纤维支气管镜

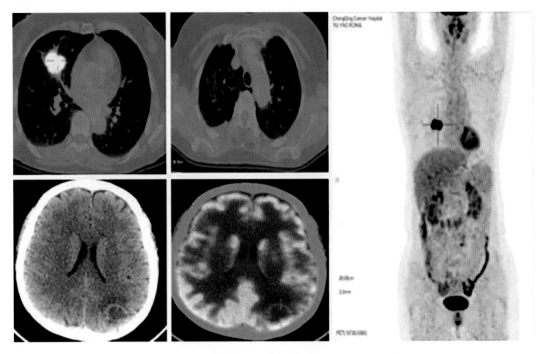

病例22图5　全身PET-CT

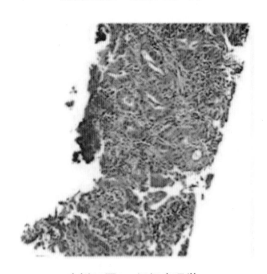

病例22图6　组织病理学

2. 多学科会诊意见　NCCN指南推荐：对于Ⅳa（M1b）的NSCLC，推荐脑转移SRS或手术治疗；对于胸部肿瘤病灶，根据T分期和N分期，推荐手术、SABR、同步放化疗等。推荐方案为：先进行脑转移灶手术或SRT，然后进行右肺癌手术切除，序贯EGFR-TKI靶向治疗的治疗方案。患方要求在靶向治疗后再考虑局部治疗，最终实际治疗方案为EGFR-TKI靶向治疗与脑转移灶SRT。

2020年4月30日开始一线治疗，予阿法替尼靶向治疗，1个月后复查右肺病灶缩小至3.1cm×1.6cm，脑转移灶缩小至1.5cm×1.4cm（病例22图7），疗效评价达PR；5月20日至5月26日行脑转移灶立体定向放射治疗（SRT：GTV：脑转移灶，PTV：GTV外扩2mm，方法：VMAT，剂量：PTV30Gy/5F，每次CBCT图像监测）。放疗后1个月复查头颅MRI（病例22图8）提示颅内病灶增大，考虑急性水肿期。

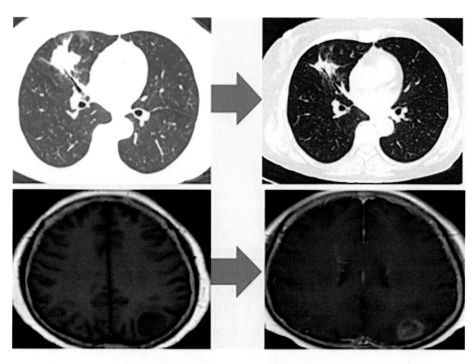

病例22图7　靶向治疗前后胸部CT及头颅MRI

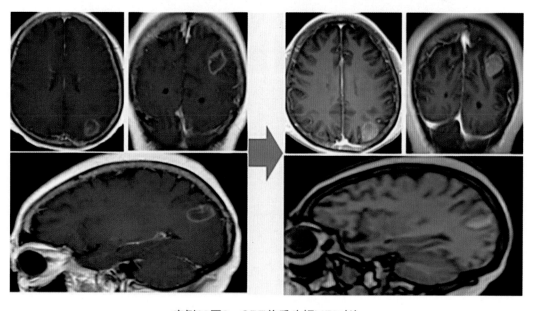

病例22图8　SRT前后头颅MRI对比

　　2021年1月13日患者出现间断头痛，复查头颅MRI（病例22图9）示脑转移灶增大至3.5cm×2.7cm，周围水肿加重，同期监测肺部病灶稳定（病例22图10），疗效评估为疾病进展（PD）。治疗上继续口服阿法替尼靶向治疗，局部治疗行脑转移灶手术切除。术后标本再次行基因检测，术后病理（病例22图11）及基因检测结果同初诊结果，未发现耐药突变。

　　2021年3月15日行脑病灶术后瘤床放疗，具体为6-MV X射线；剂量：PTV 25Gy/5F/1W；CTV：手术瘤腔边缘外扩2mm作为CTV（MRI病例22图像融合）；PTV：CTV外扩2mm。术后及放疗后定期随访瘤腔逐渐缩小（病例22图12、病例22图13），同期监测肺部病灶稳定（病例22图14）。MDT团队讨论后于9月14日至9月18日行右肺病灶SBRT（iGTV：右肺肿瘤病灶，PTV：iGTV外扩5mm，方法：VMAT，剂量：PTV 50Gy/5F/1W，每次CBCT，病例22图像监测）。同期继续阿法替尼靶向治疗，放疗后3个月，患者出现Ⅰ级放射性肺炎（病例22图14），予密切观察。定期随访至2022年4月6日，肺部病灶（病例22图14）及颅内病灶均稳定，患者生活质量良好。

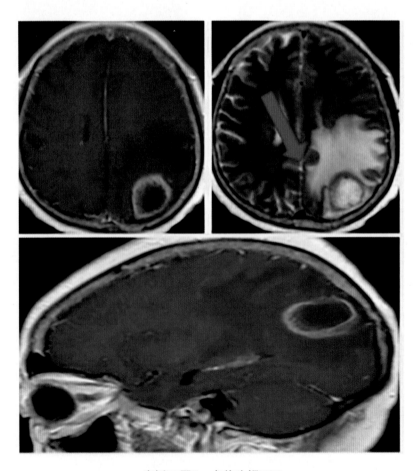

病例22图9　术前头颅MRI

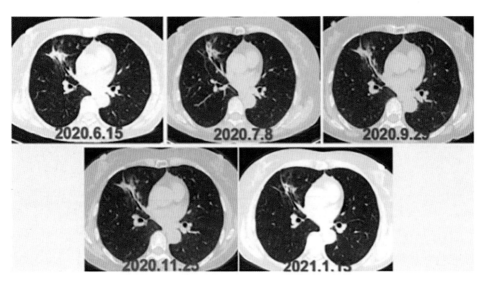

病例22图10　术前胸部CT随访

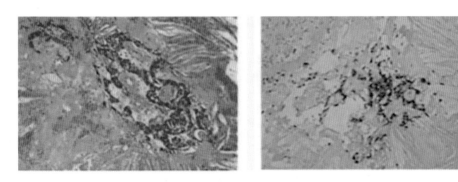

病例22图11　术后组织病理学图像

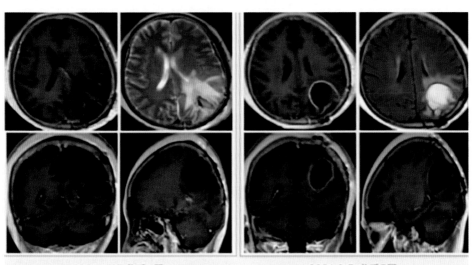

病例22图12　术后颅内瘤腔MRI

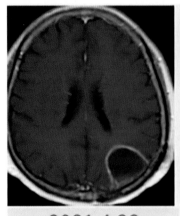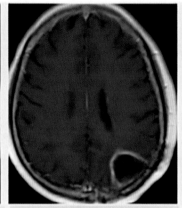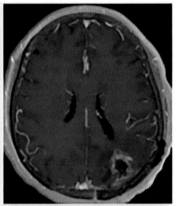

病例22图13　术后放疗后颅内瘤腔MRI

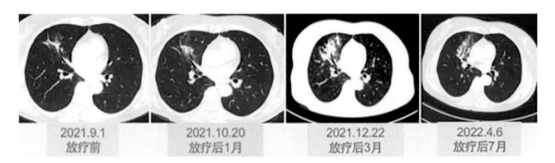

病例22图14　胸部CT随访

四、诊疗经验

非小细胞肺癌（NSCLC）如果发生远处转移通常被认为是无法治愈的，但有一种特殊的转移状态被称为寡转移，是疾病的一个中间状态，这部分患者如果接受根治性局部治疗仍有可能实现治愈，但要决定哪些患者是寡转移并选择合适的治疗并不简单。1995年，美国学者Hellman和Weichselbaum在JCO杂志提出了肿瘤寡转移的概念，是指介于局限期与广泛性转移之间的过渡状态。

2016年发表的一项开放、多中心、随机对照研究显示，在标准系统治疗基础上加入局部治疗确实能够显著提高晚期非小细胞肺癌的总生存率。2018年发表的一项前瞻性、多中心、单臂二期研究显示，根据原发灶和转移灶的大小和位置选择不同的放疗分割模式和剂量，对于原发灶更多地选择常规放疗，对于转移灶更多地选择大分割放疗，包括SBRT放疗。根据2023年ASTRO/ESTRO联合推出的非小细胞肺癌寡转移治疗临床实践指南，无论寡转移患者是否有驱动基因变异，均强烈推荐在决策治疗方案时将根治性局部治疗纳入考虑。可行根治性治疗根治性治疗的转移病灶上限是5个，但实际上对具有1～2个转移病灶的寡转移进行根治性局部治疗效果比较稳妥一些，数量更多的需要慎重考虑。

对于局部治疗方式的选择，指南推荐以患者为中心，经过多学科讨论选择合适的治疗方式。为了降低治疗的死亡风险，放疗应选用高度适形放疗，手术应选用微创手术。在具体选择治疗方式时需考虑以下因素：需要对多个器官病灶进行治疗的或以减少全身性治疗中断时间为优先考虑的患者倾向放疗；需要大量组织样本进行分子检测的患者倾向手术。临床实践中最常采用放疗，术后补充放疗可能会给颅内寡转移患者带来更多获益。

对于全身治疗与局部治疗的先后顺序，指南对于同时性寡转移患者，推荐先进行至少3个月的全身性治疗（靶向治疗、免疫治疗、化疗以及免疫治疗联合化疗），以评估全身性治疗的疗效和耐受性，再进行根治性局部治疗。对于诱导性全身性治疗期间出现疾病进展的患者，如果是寡进展则仍有接受局部治疗的机会；如果是广泛进展，则这类患者即使先进行局部治疗也难以通过后续全身性治疗控制疾病进展。对于有症状的寡转移病灶优先进行根治性局部治疗，再进行全身性治疗。对于同时性寡转移患者，根治性局部治疗期间是暂停全身性治疗还是同时进行，需由多学科团队讨论决策。

既往接受根治性局部治疗的寡转移患者，若出现广泛的疾病进展或复发，推荐全身性治疗作为首选治疗。如果疾病进展出现在局限的位置，即先前根治性局部治疗病灶的寡进展或其他位置新发的寡复发，为延长无进展生存期和（或）延迟全身性治疗方案的转换，推荐再次局部治疗决策需经多学科团队讨论，考虑因素包括距先前根治性局部治疗的时间、安全地进行一种或多种此类局部治疗的可行性以及针对特定亚型肺癌的新全身性治疗的可能性。在先前接受过根治局部治疗的病灶中出现疾病进展或复发的寡转移患者，如果全身性治疗选择有限，并且局部治疗能在可接受的毒性下进行，那么指南有条件推荐对先前治疗过的病灶再次进行局部治疗。

EGFR经典基因突变以第19外显子缺失和L858R点突变为主，占EGFR突变90%，罕见突变占10%。由于肺癌的高发病率，每年约诊断3万例EGFR罕见突变患者。目前，靶向药物对于罕见EGFR突变显示出不同疗效，这取决于外显子18～21内的分子变化。外显子18的G719X、外显子21的L861Q、外显子20的S768I和外显子20插入的替换突变是罕见突变中最常见的突变类型。

EGFR-TKI靶向联合放疗的理论基础在于：一方面反复的射线暴露会增加肿瘤细胞克隆形成，增强肿瘤细胞DNA损伤修复能力，抵消放射诱导的DNA损伤；另一方面放射线也会诱导肿瘤细胞EGFR基因表达上调，产生自我保护，从而导致放射抵抗。EGFR-TK的选择性药物抑制剂在多个水平具有放射增敏作用：如细胞周期停滞（G_1和G_2期阻滞，S期的比例减少），增加细胞凋亡，抑制放射后EGFR自身磷酸化和Rad51（DNA

同源重组的关键蛋白）的表达，加速再增殖和DNA损伤修复。体外和体内研究证明了EGFR-TKI调节放射反应的能力。

EGFR敏感突变的晚期NSCLC患者虽然可以从EGFR-TKI治疗中显著获益，但不可避免地会出现获得性耐药。回顾性研究数据表明，对这些患者应用局部治疗尤其是原发灶的局部治疗不仅可以改善患者生存质量，还可以延长患者PFS和OS，且并未明显增加不良反应。本文患者携带罕见G719X和L861Q共突变伴颅内寡转移，经靶向治疗联合适时的颅内寡转移灶局部放疗、手术及术后放疗、胸部残留病灶局部放疗等的联合，达到了比较满意的生存获益，在治疗全程中多学科团队起到了关键作用。寡转移治疗决策需由多学科团队讨论根据患者的情况和意愿做个体化治疗，以降低治疗风险，提高治疗获益。

（供稿：重庆大学附属肿瘤医院　陶　丹）

（审稿：重庆大学附属肿瘤医院　吴永忠）

参考文献

[1]Iyengar P，All S，Berry MF，et al.Treatment of Oligometastatic Non-Small Cell Lung Cancer：An ASTRO/ESTRO Clinical Practice Guideline[J].Pract Radiat Oncol，2023，13（5）：393-412.

[2]Thomas NJ，Myall NJ，Sun F，et al.Brain Metastases in EGFR- and ALK-Positive NSCLC：Outcomes of Central Nervous System-Penetrant Tyrosine Kinase Inhibitors Alone Versus in Combination With Radiation[J].J Thorac Oncol，2022，17（1）：116-129.

[3]Baumann M，Krause M.Targeting the epidermal growth factor receptor in radiotherapy：radiobiological mechanisms，preclinical and clinical results[J].Radiother Oncol，2004，72（3）：257-266.

[4]Das AK，Chen BP，Story MD，et al.Somatic mutations in the tyrosine kinase domain of epidermal growth factor receptor（EGFR）abrogate EGFR-mediated radioprotection in non-small cell lung carcinoma[J].Cancer Res，2007，67（11）：5267-5274.

[5]Chinnaiyan P，Huang S，Vallabhaneni G，et al.Mechanisms of enhanced radiation response following epidermal growth factor receptor signaling inhibition by erlotinib（Tarceva）[J].Cancer Res，2005，65（8）：3328-3335.

[6]Bianco C，Tortora G，Bianco R，et al.Enhancement of antitumor activity of ionizing radiation by combined treatment with the selective epidermal growth factor receptor-tyrosine kinase inhibitor ZD1839（Iressa）[J].Clin Cancer Res，2002，8（10）：3250-3258.

病例23 ⅣA期BRAF V600E突变非小细胞肺癌的同步放疗联合双靶治疗

一、病例摘要

基本信息：患者男性，49岁，ECOG 1分。2023年05月22日因"头晕1个月余，确诊肺癌10天"首诊。

既往史：高血压3年余，规律口服降压药物，血压控制可。

查体：双侧锁骨上窝可触及多发肿大淋巴结，左侧2.5cm×2.5cm，右侧1.6cm×0.8cm，质韧，活动，无压痛，余浅表淋巴结未触及肿大。

外院辅助检查：5月1日头颅CT：左枕叶稍高密度伴周围水肿，考虑占位性病变。胸部CT：左上肺软组织结节，考虑占位，建议穿刺活检。5月02日胸部强化CT：左肺上叶软组织结节（18mm×17mm），轻度不均匀强化，纵隔淋巴结肿大。组织病理（病例23图1）：左肺肿物穿刺，恶性肿瘤，倾向腺癌。免疫组化：CK7（＋），TTF-1（＋），Napsin A（＋），P40（－），P63（－），Ki67（约50%）。恶性肿瘤，结合免疫组化符合腺癌。PD-L1检测：PD-L1 TPS 58%，PD-L1 CPS 62。基因检测：BRAFp.V600E Exon15突变，突变频率2.3%。

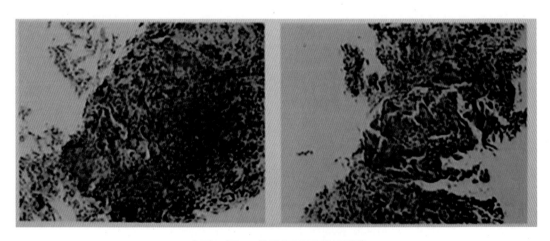

病例23图1 外院组织病理学图像

二、入院诊断

左肺上叶腺癌ⅣA期（$cT_{1b}N_3M_{1a}$）。

纵隔、颈部淋巴结转移；

脑转移；

PD-L1 TPS 58%；CPS 62；

BRAFp.V600E Exon15突变。

三、诊疗经过

1. 入院检查　彩超（病例23图2）：双侧锁骨上窝可见数个低回声淋巴结，部分相互融合，左侧大者约2.8cm×2.4cm，右侧大者约1.6cm×0.8cm；双侧颈血管旁未见明显异常淋巴结回声。穿刺病理：低分化癌。上腹MRI示左肺下叶不张。全身骨显像（病例23图3）未见明确骨转移征象。心功能及肺功能未见明显异常。

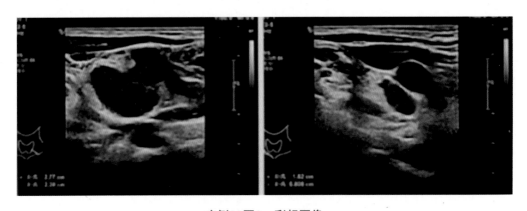

病例23图2　彩超图像

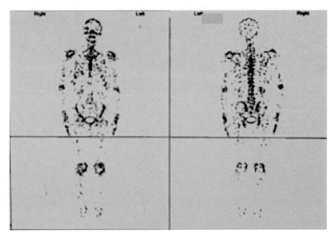

病例23图3　全身骨显像

2．多学科会诊意见　建议全身系统治疗同步脑转移灶放疗（射波刀）。2023年05月24日开始全身系统治疗：口服甲磺酸达拉非尼胶囊150mg 2次/日＋曲美替尼片2mg 1次/日。2023年5月30日至2023年6月1日于我院行脑转移灶放疗（射波刀：GTV为左枕叶转移灶，均扩0.3cm至PTV；处方剂量：95% PTV≥27Gy/9Gy/3次）。

2023年7月12日进行随访，复查影像学显示胸部及颅内病灶均明显缩小（病例23图4、图5）。

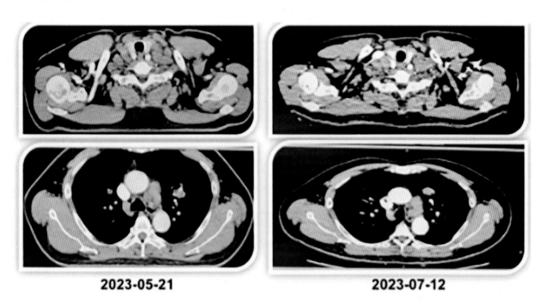

2023-05-21　　　　　　　2023-07-12

病例23图4　治疗前后胸部CT对比

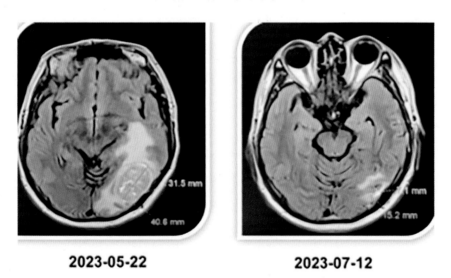

2023-05-22　　　　　　　2023-07-12

病例23图5　治疗前后颅脑MRI对比

四、诊疗经验

致癌驱动基因的识别和靶向治疗的进展显著改善了转移性非小细胞肺癌（NSCLC）患者的治疗结局。同时，靶向治疗亦确立了分子检测在临床诊疗中的重要作用。鼠类肉瘤病毒癌基因同源物B1（BRAF）是继EGFR、ALK和ROS1后又一个重要的驱动基因。BRAF基因突变主要在肺腺癌中多见，在NSCLC中的发生率为1.5%～3.5%，其中BRAF V600约占所有BRAF突变的50%。此类患者预后很差，无进展生存期（PFS）短，化疗和免疫治疗的临床获益较为有限。

欧洲IMMUNOTARGET研究中，尽管相较于EGFR、ALK等其他突变位点，BRAF V600突变患者的PD-L1表达较高，但结果显示其免疫治疗的疗效无明显提高。以色列多中心回顾性研究显示，不同PD-L1表达水平（≥50%比0%～49%）、不同BRAF V600突变亚型患者的客观缓解率（ORR）、PFS、生存期（OS）均无显著差异，ORR水平在20%～30%，PFS不超5.5个月。

在BRF113928研究中，达拉非尼联合曲美替尼（D+T）一线治疗晚期BRAF V600突变NSCLC患者的ORR达到64%，中位缓解持续时间（DoR）达到15.2个月，独立评估委员会评估（BIRC）mPFS达14.6个月，OS达24.6个月，超过半数以上患者获得两年以上生存获益。2022年3月24日，"达拉非尼联合曲美替尼"治疗BRAF V600突变晚期NSCLC的适应证在中国获批。在2023 CSCO指南中，"达拉非尼联合曲美替尼治疗"BRAF V600突变NSCLC获得Ⅰ级推荐。本文患者选用"达拉非尼＋曲美替尼"双靶方案一线治疗疗效明显，且治疗过程中不良反应可控，总体耐受性良好，再次验证了"达拉非尼＋曲美替尼"治疗的疗效优势。杜克癌症研究所发表了一项"康奈非尼联合比美替尼"治疗BRAF V600E突变NSCLC的疗效和安全性的研究，结果表明对于初治和既往接受过治疗的BRAF V600E突变转移性NSCLC治疗的患者，"康奈非尼联合比美替尼"显示出有意义的临床获益，其安全性特征与批准的黑色素瘤适应证中观察到的一致。此外，一项来自美国/澳洲4个中心的回顾性分析表明，患者在免疫治疗后接受BRAF V600靶向治疗的耐受性下降，而双靶作为一线治疗能提高患者对治疗的耐受性。上述研究为BRAF V600E突变NSCLC的治疗提供了具有价值的可选方案。

初诊肺腺癌患者合并脑转移的概率可达25%～30%，驱动基因阳性者发生脑转移更早、概率也更高。本例患者脑转移灶为单一病灶，体积较大（约4cm×3cm），经立体定向放疗（SRS）后水肿消退、病灶缩小。美国放射肿瘤学协会（ASTRO）脑转移瘤放射治疗指南明确指出了SRS适应证：①脑转移数量≤4枚，推荐SRS；脑转移数量＞4枚推荐行全脑放疗；②脑转移瘤d＜2cm，推荐单次SRS，剂量20～24Gy；③脑转移灶2.0cm

<d≤3cm，推荐单次SRS，剂量18Gy；④脑转移直径3.0cm<d≤4cm，推荐单次SRS，剂量15Gy，有条件推荐分次SRS（如27Gy/3次或30Gy/5次）；⑤脑转移直径>4cm，有条件推荐手术，如果手术不可行，分次SRS优选于单次SRS；⑥脑转移直径>6cm，不推荐SRS；⑦对于有症状的脑转移患者，其既适合局部治疗，又适合全身系统治疗，建议优先进行局部治疗；⑧对于适合全身系统治疗的无症状脑转移患者，有条件地推荐多学科讨论和以患者为中心的治疗决策，以确定是否可以安全地推迟局部治疗。此外，随着靶向药物在临床应用的普及，NSCLC出现脑膜转移的概率也逐渐升高，临床需要鉴别患者是否合并脑膜转移，对于合并脑膜转移者需要调整靶向药物或进行鞘内注射等治疗。

全身治疗同步局部治疗为本例患者带来了可观的临床获益，且耐受性好，临床上也有很多类似病例值得借鉴。临床医生应重视对少见靶点的基因检测，在基因检测的指导下，基于循证医学证据、权威指南及药物可及性等因素，为患者制订最佳的个体化诊疗方案，让患者从精准治疗中获得更长的生存获益。

（供稿：河北医科大学第四医院　程云杰）

（审稿：河北医科大学第四医院　王　军）

参考文献

[1]Mazieres J，Drilon A，Lusque A，et al.Immune checkpoint inhibitors for patients with advanced lung cancer and oncogenic driver alterations：results from the IMMUNOTARGET registry[J]. Ann Oncol. 2019 Aug 1；30（8）：1321-1328.

[2]Lee H，Lee HY，Sun JM，et al.Transient Asymptomatic Pulmonary Opacities During Osimertinib Treatment and its Clinical Implication[J].J Thorac Oncol，2018，13（8）：1106-1112.

[3]Planchard D，Smit EF，Groen HJM，et al.Dabrafenib plus trametinib in patients with previously untreated BRAFV600E-mutant metastatic non-small-cell lung cancer：an open-label，phase 2 trial[J].Lancet Oncol，2017，18（10）：1307-1316.

[4]Ettinger DS，Wood DE，Aisner DL，et al.NCCN Guidelines Insights：Non-Small Cell Lung Cancer，Version 2.2021[J].J Natl Compr Canc Netw，2021，19（3）：254-266.

[5]Riely GJ，Smit EF，Ahn MJ，et al.Phase Ⅱ，Open-Label Study of Encorafenib Plus Binimetinib in Patients With BRAFV600-Mutant Metastatic Non-Small-Cell Lung Cancer[J].J Clin Oncol，2023，41（21）：3700-3711.

[6]son DB，Sullivan RJ，Shoushtari AN.Tolerance and efficacy of BRAF plus MEK inhibition in

patients with melanoma who previously have received programmed cell death protein 1-based therapy[J].Cancer, 2019, 125 (6) : 884-891.

[7]Vinai Gondi MD, Glenn Bauman MD, Lisa Bradfield BA, et al.Zimmer MD, Mateo Ziu MD, Paul D. Brown MD.Radiation Therapy for Brain Metastases: An ASTRO Clinical Practice Guideline[J].Practical Radiation Oncology, 2022, 12 (4) : 265-282.

病例24 ⅣB期ALK阳性非小细胞肺癌的放化疗联合靶向治疗

一、病例摘要

基本信息： 患者男性，67岁，ECOG 1分。2020年12月因"咳嗽、咳痰1个月"首诊。

现病史： 患者2020年11月无明显诱因出现咳嗽、咳痰，近3个月体重下降约3kg，无头痛、乏力等不适，为行进一步诊治收入我院。

查体： 左肺呼吸音低，余无明显阳性体征。

个人史： 有吸烟史，约40包/年。

二、入院诊断

肺癌待查。

三、诊疗经过

入院检查及治疗：2020年12月19日胸部CT（病例24图1）示右肺上叶占位，纵隔淋巴结肿大。PET-CT（病例24图2）提示右上肺门软组织密度团块影，边缘毛糙，考虑恶性肿瘤性病变（肺癌可能）；右肺上叶部分支气管受压狭窄、闭塞，右侧锁骨区、纵隔多区及右肺门见多发肿大淋巴结，考虑多发淋巴结转移。行超声支气管镜检查，病理结果示（病例24图3）：（7组LN）查见异型细胞团，腺癌。免疫组化：P40（-），CK7（+），TTF-1（弱+），NapsinA（-），CK5/6（+），ALK Ventana（+），ALK-Negative（-），CK（pan）（+）。基因检测：所检基因中ALK基因融合。初步诊断：肺癌（腺癌，右侧，$cT_4N_3M_0$ ⅢC期）、慢性阻塞性肺疾病。

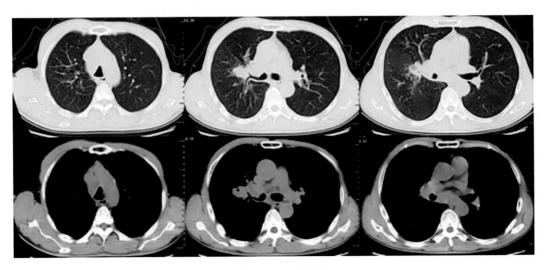

病例24图1 初诊时胸部CT

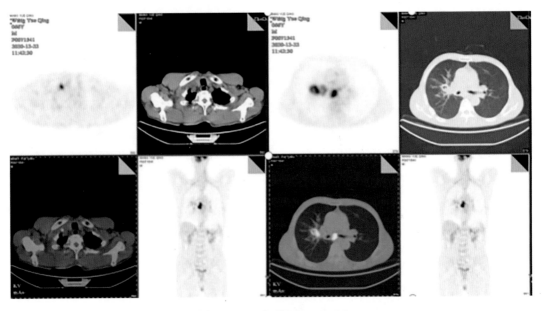

病例24图2 初诊时PET-CT

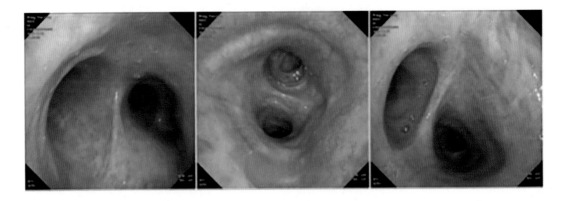

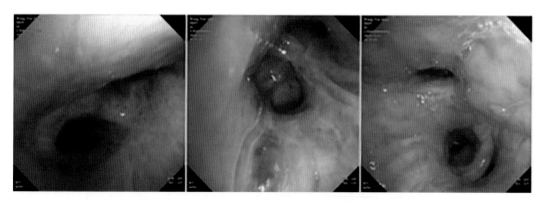

病例24图3　初诊时气管镜图像

多学科会诊意见：多学科会诊后建议一线治疗采用靶向治疗，遂予以阿来替尼（600mg，bid）治疗，3个月后（2021年3月）疗效评估达部分缓解（PR）（病例24图4）。患者用药期间出现肾功能不全（血清肌酐150μmol/L），遂将阿来替尼逐渐减量至150mg bid。

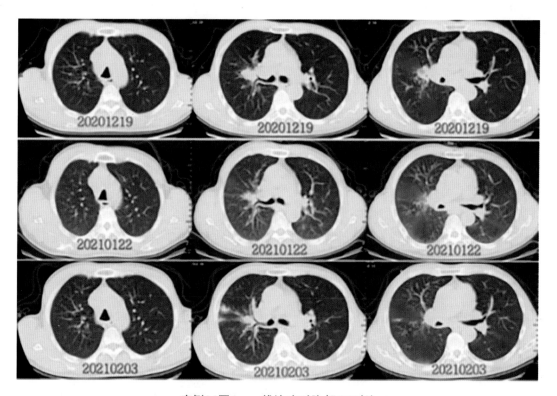

病例24图4　一线治疗时胸部CT对比

2021年11月，患者出现左肩部疼痛，复查PET-CT（病例24图5）示右肺门支气管旁肿物及右肺门、纵隔淋巴结代谢较前降低，较前新发左肩胛骨骨质转移伴明显高代谢软组织包块形成。考虑左侧肩胛骨骨转移，一线无进展生存期（PFS）10个月，修正诊断为肺癌（腺癌，右侧，$rT_4N_3M_1$ ⅣB期），骨继发恶性肿瘤。2021年11月16日开始二线治疗，入组TGRX-326-1001临床试验（塔吉瑞生物三代ALK^{G1202R}抑制剂）。

2022年2月，复查CT提示右上肺病灶进展、左腋窝淋巴结转移（病例24图6），最佳疗效评价为疾病稳定（SD），PFS约3个月。修正诊断为肺癌（腺癌，右侧，$rT_4N_3M_1$

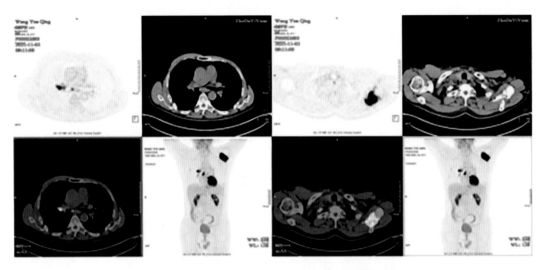

病例24图5　一线治疗时PET-CT（2021年11月2日）

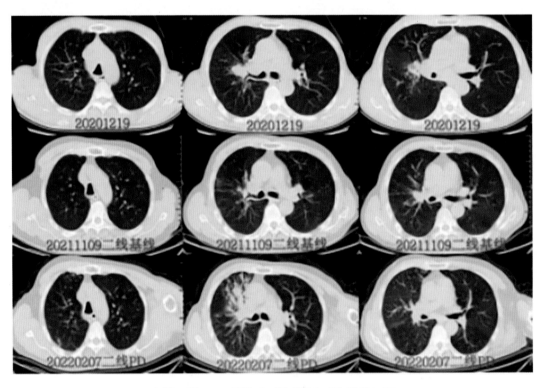

病例24图6　二线治疗时胸部CT对比病例25图

ⅣB期）、骨继发恶性肿瘤、淋巴结继发恶性肿瘤。遂开始三线治疗，予化疗（培美曲塞800mg＋卡铂350mg）联合地舒单抗治疗3周期，期间行左侧肩胛骨放疗。2022年3月19日起联合恩沙替尼（225mg）靶向治疗，三线加四线治疗的PFS为4个月。2022年6月，患者出现左侧腋窝淋巴结肿大，遂行左腋窝淋巴结穿刺，活检提示腺癌（ALK融合），阿来替尼剂量调整为300mg bid。后线治疗期间多次复查胸部CT提示病情稳定（病例24图7），2022年8月10日评估疗效为SD。

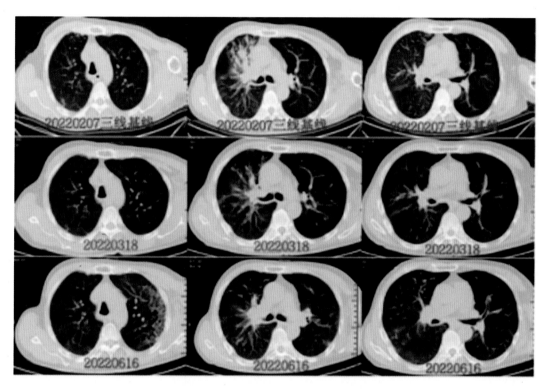

病例24图7　后线治疗时胸部CT对比图

四、诊疗经验

ALK基因融合在我国非小细胞肺癌（NSCLC）中的发生率约5.6%，是仅次于EGFR的第二大常见的驱动基因突变，其中腺癌的发生率为6.6%～9.6%，常见于年轻、不吸烟/轻度吸烟、其他致癌驱动基因突变缺乏的人群。虽然ALK突变发生率低，但与其他靶向治疗相比，ALK突变患者接受ALK靶向治疗的5年生存率超60%，故被称为"钻石突变"。

目前国内获批上市的ALK-酪氨酸激酶抑制剂（TKI）已有多款，包括一代的克唑替尼，二代的阿来替尼、色瑞替尼、布加替尼和恩沙替尼，以及三代的洛拉替尼等。临床医生需要综合考量药物的疗效和安全性、后线治疗的可选择性、患者的疾病特征（是否伴脑转移）、生活质量、经济能力等情况来制定治疗方案。

以阿来替尼为代表的第二代ALK-TKI药物能够长期有效地控制ALK+NSCLC患者病情进展，延长总生存期（OS）。本文介绍了一例局部晚期NSCLC患者，经历了包含阿来替尼在内的五线治疗，无进展生存期已超18个月，有许多值得探讨之处。

（一）分期方面

周围型肺癌分期为T_4可分为三种情况：一是侵及纵隔内脂肪，二是侵及右肺动脉的内段，三是侵及隆突。此外，对于肺癌患者，腋窝淋巴结转移几乎都伴有同侧的锁骨上淋巴结转移，少数为伴有胸膜转移引流至腋窝淋巴结。本患者原发灶大小为3~5cm、侵及相邻肺叶，二线治疗进展时发现腋窝淋巴结转移，可能引流自左侧肩胛骨的骨转移。

（二）病理方面

ALK抑制剂在伴有ALK基因融合的晚期NSCLC患者中展现了显著的临床获益。不同的检测人群和标本应选择恰当的检测方法，并遵守规范化的检测流程，以获得准确的检测结果，使患者得到最大程度的获益。《中国非小细胞肺癌ALK检测临床实践专家共识》指出：所有经病理学诊断为肺浸润性腺癌（包括含腺癌成分）患者均需进行ALK检测。晚期患者阳性率高于早期患者，因此经活检组织病理学诊断为肺腺癌的晚期NSCLC患者推荐进行ALK检测。Ventana-D5F3 IHC（检测ALK融合蛋白表达）、FISH（在DNA水平上检测ALK基因易位）、RT-PCR（检测ALK融合mRNA）、NGS（检测DNA水平或mRNA水平上的融合序列）均可用于ALK基因融合检测。

（三）治疗方面

Ⅲ期NSCLC是一组异质性极大的疾病，对于不能手术切除的Ⅲ期ALK+NSCLC的首选治疗方案仍未达成共识。陆舜教授在2023年世界肺癌大会上率先解答了ALK-TKI对比放化疗和化疗在局部晚期ALK+NSCLC患者的治疗价值，研究显示，接受ALK-TKI治疗的患者预后优于接受化疗或放化疗的患者。本文患者一线治疗应用阿来替尼后未达到令人满意的PFS，可能与减量有关，故五线治疗换回阿来替尼后仍可获益。若该患者一线治疗采用ALK-TKI联合放疗或同步放化疗后再进行ALK-TKI巩固治疗可能会获得更优的PFS。ALINA研究结果显示，与以铂为基础的化疗组相比，使用阿来替尼辅助治疗完全切除的IB（肿瘤≥4cm）至ⅢA期ALK阳性非小细胞肺癌患者，可以降低患者的疾病复发和死亡风险。2023年欧洲肺癌大会（ELCC）展示了一项EGFR-TKI联合局部疗法治疗EGFR突变转移性NSCLC的Ⅱ期随机研究数据，该研究在患者接受一段时间的TKI药物治疗达到了肿瘤客观缓解或疾病稳定后，针对残留病灶加用放射治疗和手术等局部治疗手段。在病灶最小的时机加用放射治疗，可能放疗的疗效最好，并且能最大限度地保护正常组织。国内外学者开展了多项TKI联合局部治疗的研究，针对TKI联合放疗的方案和时机等关键问题正在进行探索。免疫治疗也取得了一定的进展：PACIFIC研究使得Ⅲ期不可切除NSCLC迎来免疫治疗新时代，但PACIFIC研究中驱动基因阳性亚组的无进展生存期和总生存期均无明确获益。

耐药是几乎所有晚期肺癌患者终将面临的问题。阿来替尼之所以能在众多ALK-TKIs中稳居一线优选地位，除了得益于其优越的疗效（中位PFS 41.6个月）、出色的颅内控制率和良好的安全性外，相对清晰的耐药机制（富集G1202R）也功不可没。序贯治疗会促使ALK耐药突变逐步累积，最终导致难治性复合突变的出现，使得ALK-TKI获益急剧减少。ALK-TKIs耐药机制可分为ALK依赖性耐药和非ALK依赖性耐药，由于耐药机制的复杂性和多样性，建议疾病进展时患者再次行病理活检和基因检测，以及时发现获得性耐药和其他耐药基因的出现来指导临床。

TKI类药物的加入和不断更新迭代已经助力ALK＋NSCLC进入"慢病化"管理时代。面对ALK-TKI"三代同堂"的局面，从全程管理的角度，为患者制定个体化、精准化的治疗策略，是临床实践中尤为关注的问题。目前，四代ALK-TKI研发也已步入正轨，随着该领域研究的不断深入，相信未来ALK阳性NSCLC患者将实现更多获益。

（供稿：浙江大学医学院附属第一医院　鲍　彰）

（审稿：浙江大学医学院附属第一医院　周建英）

参考文献

[1]中国非小细胞肺癌ALK检测模式真实世界多中心研究专家组，中华医学会病理学分会分子病理学组.中国非小细胞肺癌ALK检测临床实践专家共识[J].中华病理学杂志，2019，48（12）：913-920.

[2]Lu S，Shen L，Yu Y，Ye X.Management of Inoperable Locally Advanced Stage Ⅲ ALK fusion Positive NSCLC：A Retrospective Multi-institutional Analysis，2023 WCLC-EP08.02-40.

[3]Gandhi SJ，et al.Phase Ⅱ Randomized Study of Osimertinib（OSI）With or Without Local Consolidative Therapy（LCT）for Metastatic EGFR Mutant Non-Small Cell Lung Cancer（NSCLC）：Analysis of Adverse Events（AEs）.European Lung Cancer Congress，2023，Abstract 2O.

[4]Hui R，Özgüroğlu M，Villegas A，et al.Patient-reported Outcomes With Durvalumab After Chemoradiotherapy in Stage Ⅲ，Unresectable Non-Small-Cell Lung Cancer（PACIFIC）：A Randomised，Controlled，Phase 3 Study[J].Lancet Oncol，2019，20（12）：1670-1680.

病例25 ⅣB期非小细胞肺癌的ALK阳性的靶向治疗

一、病例摘要

基本信息： 患者男性，51岁，ECOG 1分。2019年6月因"咳嗽、咳痰1个月"首诊。

个人史： 既往体健，否认吸烟、酗酒史，无肿瘤家族史。

查体： 可扪及甲状腺肿大，左下肺呼吸音稍低，余查体未见明显异常。

二、入院诊断

左肺肿块待查。

三、诊疗经过

1. 入院检查及治疗　胸部增强CT（病例25图1）：左肺下叶外基底段肿块（较大层面约5.5cm×4.2cm），考虑周围型肺癌伴周围卫星灶及肺内多发转移，两侧颈根部、纵隔及两肺门区多发淋巴结肿大可能；甲状腺右叶异常强化并增大。甲状腺彩超（病例25图2）：甲状腺右叶体积增大，回声弥漫性增粗，分布不均匀，见多发片状低回声区，转移癌不能排除。穿刺活检病理（病例25图3）：（左肺占位）肺腺癌。免疫标记：CK7（+），TTF-1（+），P63（+），CK5/6（部分+），P40（-），Ki-67（+，45%），ALK（D5F3）（+），PD-L1（+，90%）。EGFR基因检测（病例25图4）：（ARMS）第18、19、20、21外显子常见29突变位点均为野生型。ALK（荧光原位杂交法，FISH）：（+）；ROS1（FISH）：（-）。B超引导下甲状腺穿刺，细胞学涂片示（病例25图5）：镜下查见癌细胞，结合病史及相关影像学检查，不排除转移性。

初步诊断：①左肺腺癌cT$_3$N$_3$M$_{1c}$ ⅣB期 ALK融合突变；②甲状腺转移癌；③双肺转移癌；④双侧颈部、肺门及纵隔淋巴结转移癌。

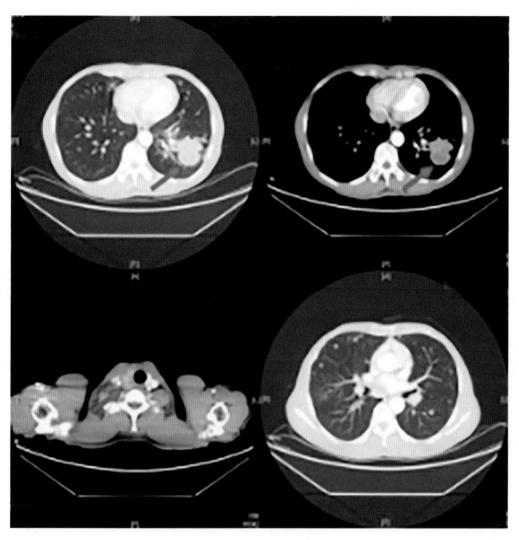

病例25图1　胸部增强CT

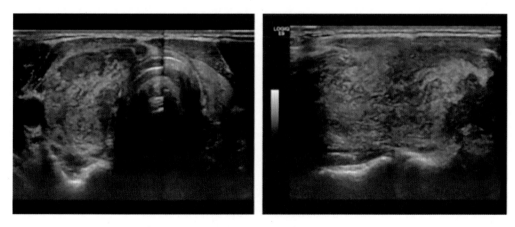

病例25图2　甲状腺彩超

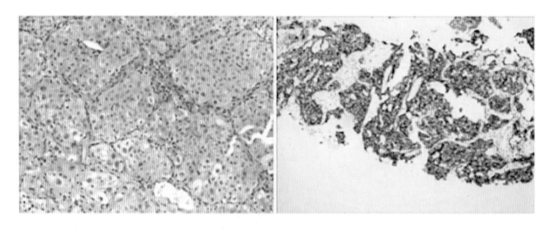

病例25图3　组织病理及免疫组化

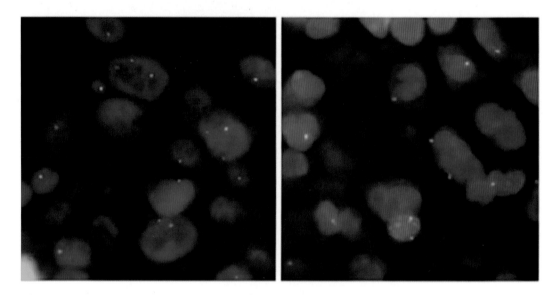

病例25图4　基因检测

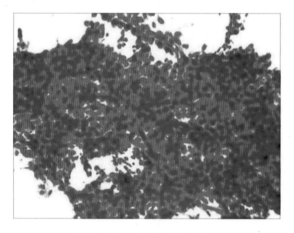

病例25图5　甲状腺穿刺病理

2．多学科会诊意见　　一线治疗方案为克唑替尼250mg，每日2次。2019年7月18日复查胸部CT（病例25图6）：左下肺病灶较前明显缩小（较大层面约2.2cm×2.0cm）、肺内多发转移灶、两侧颈根部、纵隔及两肺门多发转移性淋巴结，均较前缩小、减少；甲状腺彩超（病例25图7）：可见甲状腺右叶体积较前缩小；疗效评估达PR（病例25图8），治疗期间合并肝细胞损伤型药物性肝损害，未达停药标准。

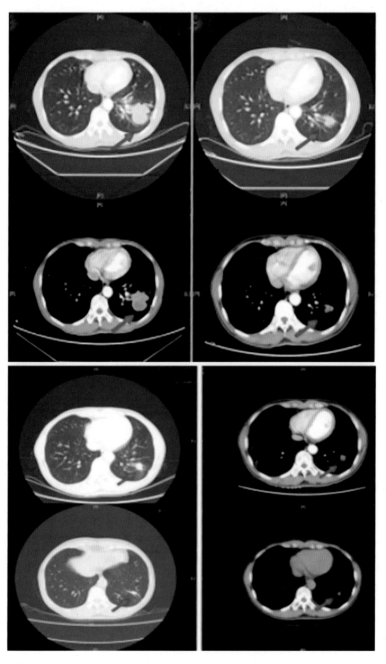

病例25图6　2019年7月18日胸部CT

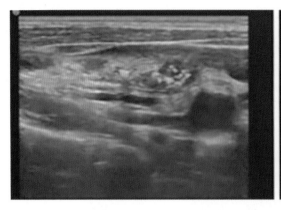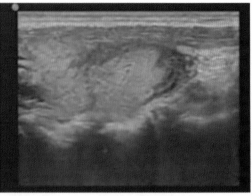

病例25图7　甲状腺彩超

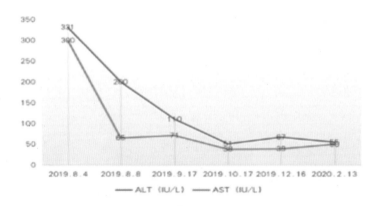

病例25图8　一线治疗期间肝功能指标

2020年2月14日头颅MRI（病例25图9）：右侧小脑半球、右侧额、颞顶叶及左侧额叶近大脑镰旁多发转移瘤，一线无进展生存期（PFS）为8个月。诊断修正为：①左肺腺癌$cT_3N_3M_{1c}$ ⅣB期 ALK融合突变；②脑转移癌；③甲状腺转移癌；④双肺转移癌；⑤双侧颈部、肺门及纵隔淋巴结转移癌。

患者在一线治疗期间出现颅内进展，MDT团队讨论后考虑二线治疗适合采用入脑效果更好的阿来替尼联合局部放疗的治疗方案。遂于2020年2月20日予全脑适形调强放疗靶区勾画（CTV：全部脑组织，PTV：CTV外放摆位误差5mm；处方剂量：6MV-X线，95% PTV 40Gy/2.0Gy/20f），同时予以阿来替尼（600mg 每日2次）治疗。复查影像学，疗效评估达PR。头颅MRI见颅内病灶基本消失（病例25图10）。胸部CT（病例25图11）提示左下肺病灶较前进一步缩小，肺内病灶基本消失。

2020年随访复查胸部CT（病例25图12）提示病灶基本稳定，颅内、甲状腺（病例25图13）病灶基本消失。2021年2月18日复查胸部CT（病例25图14）示肺部病灶进一步缩小，3个月后再次行肺部病灶放疗，复查肺部及颅内病灶无进展（病例25图14、图

15）。继续口服阿来替尼靶向治疗至今，疾病达CR。

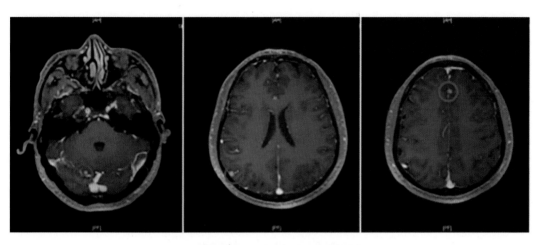

病例25图9　一线治疗后头颅MRI

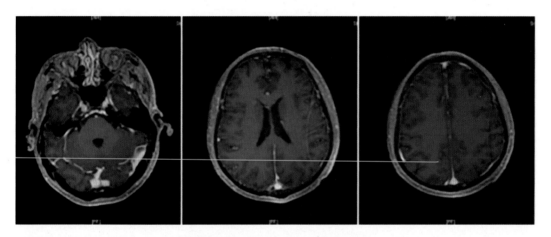

病例25图10　二线治疗后头颅MRI

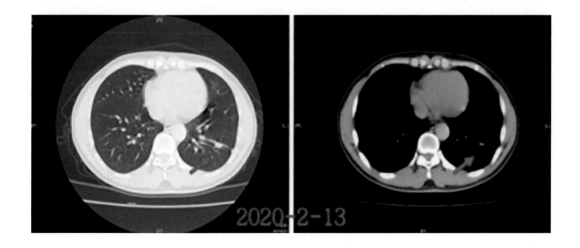

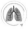

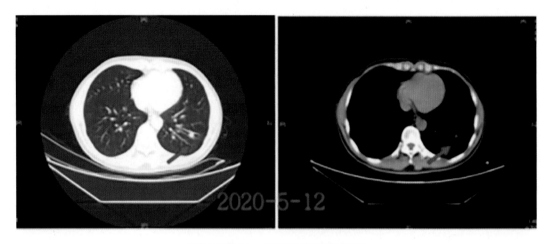

病例25图11　二线治疗后胸部CT

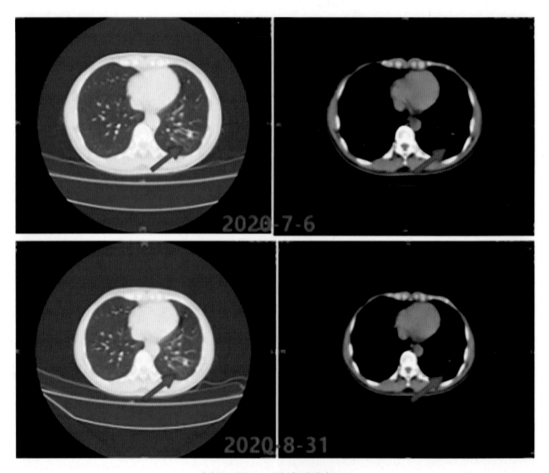

病例25图12　随访时胸部CT

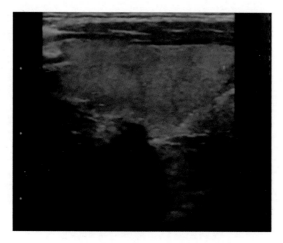

病例25图13　随访时甲状腺彩超

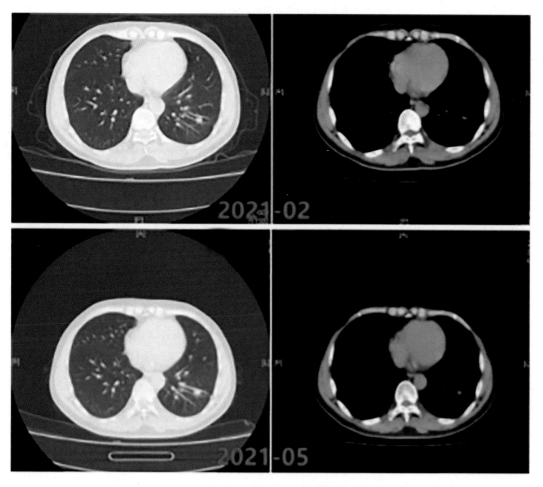

病例25图14　2021年放疗前后胸部CT

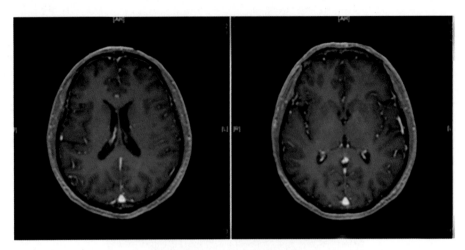

病例25图15　放疗后头颅MRI

四、诊疗经验

亚洲NSCLC患者中约5%为ALK+，靶向治疗仍是晚期ALK+NSCLC最主要的治疗手段，目前获批治疗的ALK-TKIs众多。临床医生需要从"疗效、安全性、经济性、后续治疗可及性"等多方面综合考量来把握全局，从全程管理视角为ALK+晚期NSCLC患者制定更精准、更多获益的治疗方案。

ALEX研究、J-ALEX研究和大量真实世界治疗经验已充分验证了阿来替尼治疗ALK+NSCLC的有效性和安全性。凭借ALESIA研究的惊艳数据（mPFS41.6个月，5年OS率66.4%），阿来替尼进一步夯实了其作为晚期ALK+NSCLC一线优选的标杆地位。ALK+NSCLC患者脑转移发生率随着生存期的延长在不断升高，然而经克唑替尼治疗后脑转移发生率较高。而阿来替尼可有效预防脑转移：基线不伴脑转移的患者脑转移发生率（阿来替尼14.4%比克唑替尼35.5%）。

阿来替尼在治疗克唑替尼耐药的ALK+NSCLC的疗效和安全性在NP28673、NP28761研究中得到了验证，ALUR研究则进一步奠定了阿来替尼在二线治疗中的基石地位，研究数据显示阿来替尼组PFS（10.9个月比1.4个月）和客观缓解率（50.6%比2.5%）均显著优于对照化疗组，且治疗相关不良反应发生率及程度均显著低于对照组。本文患者若能一线选用阿来替尼，或可达到更理想的PFS、更晚发生颅内转移。在发现颅内进展时及时调整为获益更大的阿来替尼可称为该病例点睛之笔。

10%~15%的非小细胞肺癌（NSCLC）患者在初诊时已发生脑转移，在整个疾病病程中约50%的患者会发生脑转移，并且驱动基因阳性NSCLC患者脑转移发生率更高。NSCLC患者发生脑转移后生活质量明显降低，自然生存期仅为1~2个月。传统的手术、立体定向放疗（SRS）和全脑放疗（WBRT）的生存期也只有3~6个月，靶向药物的广泛使用在相当程度上改变了驱动基因阳性NSCLC脑转移的治疗策略。

就全脑放疗而言，《驱动基因阳性非小细胞肺癌脑转移诊治上海专家共识（2019年版）》建议：对于脑转移灶数目为5~10个的患者，推荐SRS或WBRT。脑转移患者局部放疗联合ALK-TKIs治疗的中位PFS达到了11个月，中位OS为49.5个月。阿来替尼等新一代ALK-TKI药物对颅内病灶控制良好，TKI治疗期间出现脑实质病灶进展时，推荐继续TKI治疗同时联合局部治疗或更换新一代TKI。《肺癌脑转移中国治疗指南（2021版）》建议：ALK+NSCLC脑转移优先推荐以阿来替尼为代表的第二代ALK-TKIs治疗；对于有症状而颅外病灶稳定的脑转移NSCLC患者，应积极进行局部治疗。如脑转移瘤数目＞3个，可行WBRT或SRT。

山东省肿瘤医院一项回顾性分析显示，采用全脑放疗同步局部加量的患者相较于采用立体定向放射治疗的患者生存率更高。考虑到生活质量下降、记忆功能损失等因素，目前全脑放疗仍存在很多争议，在此基础上提出了海马保护。多项研究对保护海马的WBRT进行探索，将海马区最大照射剂量限制在9~16Gy，这样可降低神经认知功能下降的发生率，且治疗后海马区出现转移的概率仅为1.4%~4.5%。保护海马区组的认知功能障碍发生率比未保护海马区组减少了26%，且差异有统计学意义。本文患者为颅内多发转移，全脑放疗的选择是正确的，若能同步局部加量加海马保护，会达到更好的局部控制效果和远期生活质量。

本文患者一线克唑替尼靶向治疗期间颅外病灶控制好，颅内新发多发转移灶，更换为中枢控制力更强的二代ALK-TKI阿来替尼无疑是不二之选，该患者的后续随访中也表现出了令人瞩目的PFS（截至病例报道时PFS已达25个月）。但是MDT团队的专家意见认为颅内病灶的放疗时机及放疗方式选择仍值得进一步探讨。在更换为阿来替尼靶向治疗后1~2个月再观察颅内残留病灶，并对残留病灶进行局部放疗，可在保证疗效的前提下有效提高远期生活质量，对预计生存期较长的患者更为适宜。后续患者如果出现疾病广泛进展，可以推荐再次行病理活检和基因检测，以及时发现获得性耐药和其他耐药基因，并进一步分析来指导临床。

在精准治疗的大背景下，ALK＋晚期NSCLC患者生存期越来越长，疾病逐步走向"慢病化"管理，临床需要更加重视疾病的全程管理。ALK阳性NSCLC的全程管理需要合理优化序贯方案，打破脑转移的生存限制，提升患者的生活质量，让更多ALK阳性NSCLC患者能够全面获益。

（供稿：中国科技大学附属第一医院　田　田　崔亚云）

（审稿：中国科技大学附属第一医院　潘跃银）

参考文献

[1]Chen W, Zhen R, Baade PD, et al.Cancer statistics in China, 2015[J].CA Cancer J Clin, 2016, 66（2）: 115-132.

[2]Chang WY, Wu YL, SU P L, et al.The impact of EGFR mutations on the incidence and survival of stages Ⅰ to Ⅲ NSCLC patients with subsequent brain metastasis[J].PLoS One, 2018, 13（2）: e0192161.

[3]Ge MX, Zhuang YJ, Zhou XL, et al.High probability and frequency of EGFR mutations in non-small cell lung cancer with brain metastases[J].J Neurooncol, 2017, 135（2）: 413-418.

[4]Tan CS, Cho BC, Soo RA.Treatment options for EGFRmutant NSCLC with CNS involvement-Can patients BLOOM with the use of next generation EGFR TKIs[J].Lung Cancer, 2017, 108: 29-37.

[5]Zhou C, et al.Alectinib vs crizotinib in Asian patients with treatment-naïve advanced ALK+ non-small cell lung cancer: 5-year update from the Phase 3 ALESIA study.ESMO Asia, 2022.

[6]Peters S, Camidge DR, Shaw AT, et al.Alectinib versus crizotinib in untreated ALK-positive nonsmall cell lung cancer[J].N Engl J Med, 2017, 377（9）: 829-838.

[7]OA02.07 Phase 3 ALUR Study of Alectinib in Pretreated ALK+ NSCLC: Final Efficacy, Safety and Targeted Genomic Sequencing Analyses, October 2019, Journal of Thoracic Oncology, 2019, 14（10）: S210.

[8]Prabhu RS, Press RH, Patel KR, et al.Single-fraction stereotactic radiosurgery（SRS）alone versus surgical resection and SRS for large brain metastases: a multi-institutional analysis[J].Int J Radiat Oncol Biol Phys, 2017, 99（2）: 459-467.

[9]Yamamoto M, Serizawa T, Shuto T, et al.Stereotactic radiosurgery for patients with multiple brain metastases（JLGK0901）: a multi-institutional prospective observational study[J].Lancet Oncol, 2014, 15（4）: 387-395.

[10]Higuchi Y, Yamamoto M, Serizawa T, et al.Modern management for brain metastasis patients using stereotactic radiosurgery: literature review and the authors' gamma knife treatment experiences[J].Cancer Manag Res, 2018, 10: 1889-1899.

[11]Johung, Yeh N, DESAI NB, et al.Extended survival and prognostic factors for patients with ALK-rearranged nonsmall-cell lung cancer and brain metastasis[J].J Clin Oncol, 2016, 34（2）: 123-129.

[12]中国医师协会肿瘤医师分会, 中国医疗保健国际交流促进会肿瘤内科分会.肺癌脑转移中国治疗指南（2021年版）[J].中华肿瘤杂志, 2021, 43（3）: 269-281.

病例26　ⅣB期ALK阳性非小细胞肺癌的放疗联合靶向治疗

一、病例摘要

基本信息：患者女性，56岁，2019年10月25日因"头痛1个月余，脑转移瘤术后2周"就诊。

现病史：患者于2019年09月无明显诱因出现右耳后枕部间断疼痛，呈闷胀感，伴恶心、呕吐，呕吐物为胃内容物，伴左下肢无力，行走不利。2019年10月5日至新疆维吾尔自治区中医医院就诊，胸部CT（病例26图1）可见肺部多发肿块，考虑恶性肿瘤可能性大。头颅MRI平扫（病例26图2）示脑多发转移瘤，建议增强扫描。经对症治疗效果不佳，要求自动出院。

10月10日晚患者脑部症状加重，就诊于新疆医科大学第一附属医院急诊科，头颅MRI（病例26图3）示脑内多发转移瘤，右侧枕颞叶脑水肿，大脑镰下疝。遂于10月12日在全麻下行"幕上深部病变切除术＋开颅颅内减压术＋脑脊液漏修补术＋颅骨修补术＋肌筋膜悬吊术＋任意皮瓣成形术"，术后病理：（右侧顶叶）（右侧枕部）转移性腺癌。术后复查头颅MRI（病例26图4）考虑脑多发转移瘤。PET/CT（病例26图5、图6）示：①右肺上叶后段占位性病变，FDG高摄取，考虑肺恶性肿瘤；②双肺多发密度不等的占位灶，FDG不同程度高摄取，考虑肺转移性病变；③右侧锁骨上区、前纵隔、气管前腔静脉后淋巴结并FDG摄取增高，考虑淋巴转移；④右侧枕叶、左侧顶叶、小脑蚓多发占位性病变并FDG异常高摄取，考虑脑多发转移瘤；⑤顶枕叶术后改变，术区水肿形成；右侧侧脑室受压。为求进一步诊治收住我院。

查体：对答切题，头颅五官无畸形，右侧枕顶部可见一马蹄形切口，长约15cm左右，已拆线，愈合可，左侧上下肢体肌力Ⅱ~Ⅲ级。

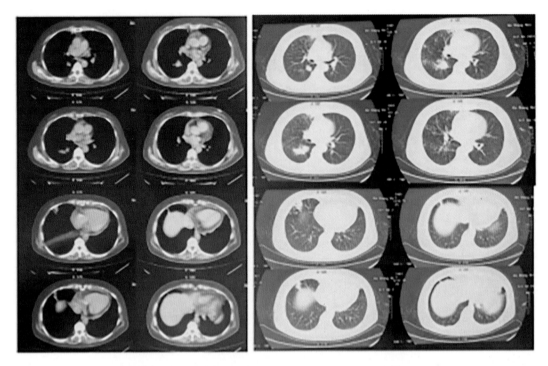

病例26图1　新疆维吾尔自治区中医医院就诊时的胸部CT

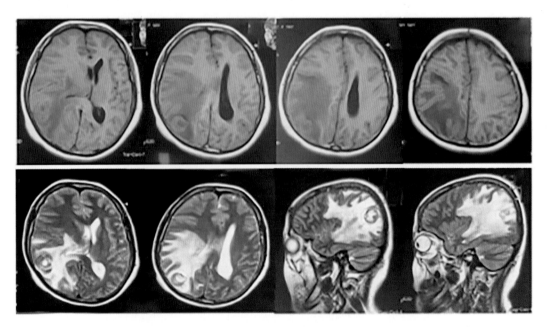

病例26图2　新疆维吾尔自治区中医医院就诊时的头颅MRI

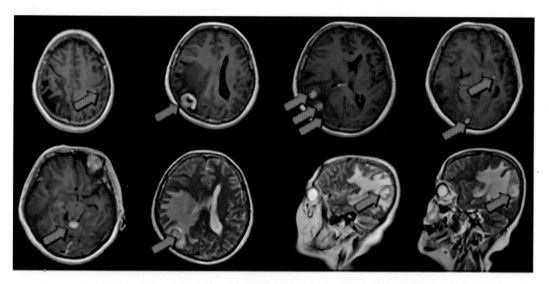

病例26图3　新疆医科大学第一附属医院就诊时的术前头颅MRI

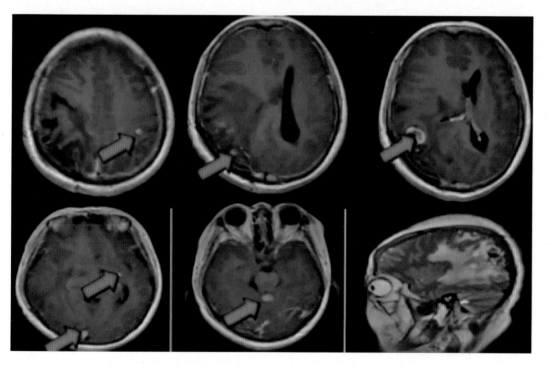

病例26图4　新疆医科大学第一附属医院就诊时的术后头颅MRI

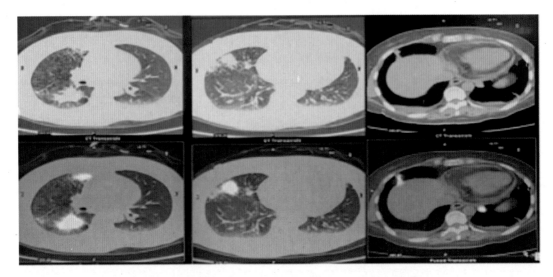

病例26图5　新疆医科大学第一附属医院就诊时的术后胸部PET/CT

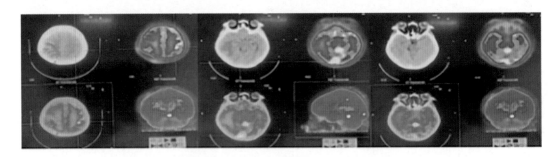

病例26图6　新疆医科大学第一附属医院就诊时的术后头颅PET/CT

二、入院诊断

1. 右肺恶性肿瘤（乳头型腺癌 $cT_4N_3M_{1c}$ ⅣB期 ALK+）。

   右侧锁骨区、纵隔、肺门、气管前腔静脉后多发淋巴结继发恶性肿瘤；

   多发脑继发恶性肿瘤（术后）；

   双肺继发恶性肿瘤。

2. 多发性肝囊肿。

3. 左叶甲状腺结节（考虑结甲）。

4. 心包积液。

5. 双侧胸腔积液（少量）。

三、诊疗经过

1. 入院检查及治疗　肿瘤相关抗原（肺）：糖链抗原12 540.10U/ml，神经元特异性烯醇化酶18.160ng/ml。超声：右侧锁骨上淋巴结肿大（大小约2.2cm×1.5cm）；双侧胸腔积液（少量）；心包腔积液（少量）；甲状腺双叶结节（TI-RADS：3类，提示：结甲可能）。心脏超声示：主动脉瓣退行性变并轻度反流；左室顺应性减退；左室收缩功能正常（EF：64.2）。心电图：窦性心律。颈胸上下腹CT（病例26图7）示：右肺下叶病变，考虑肺癌；余双肺多发结节、团片影，考虑转移；双侧胸腔少量积液；心包腔积液；右侧锁骨区、纵隔、肺门多发肿大淋巴结。头颅MRI（病例26图8）示：①脑转移瘤术后改变，右侧顶、枕叶出血，右侧额、颞、顶部硬膜下积液，建议随访；②左侧顶叶、左侧基底节区、小脑蚓部、右侧枕叶多发脑转移瘤；③右侧额部脑沟内少量出血。

　　会诊病理：（颅内肿物）脑转移性肺腺癌（以乳头型腺癌为主）。免疫组化：ALK（D5F3）（+），ALK（D5F3）阳性对照（+），ALK（D5F3）阴性对照（−）。EGFR基因29种突变检测结果：未检测到EGFR基因外显子基因突变。ROS1融合基因检测：未检测到ROS1基因融合。

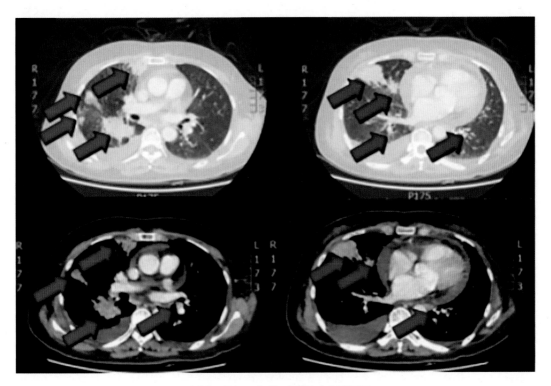

病例26图7　入院时颈胸上下腹CT

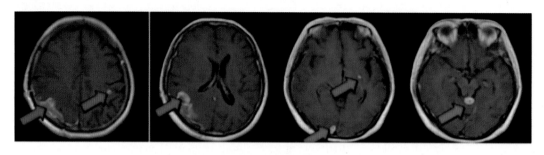

病例26图8　入院时头颅MRI

2．多学科会诊意见　MDT讨论建议脑转移病灶放疗联合靶向治疗。遂行脑转移病灶立体定向图像引导调强放疗（脑转移病灶放疗处方剂量DT：52.5Gy/15f、3.5Gy/f）（病例26图9）联合靶向治疗（阿来替尼600mg/次 bid）。

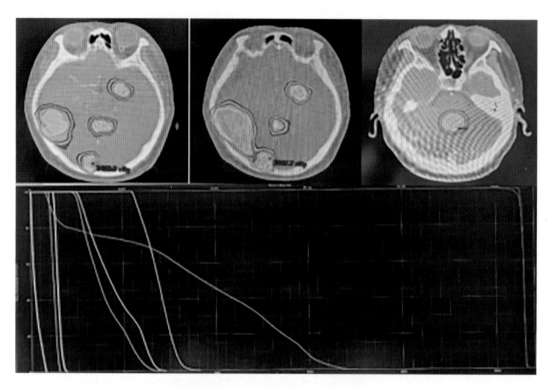

病例26图9　靶区勾画及计划设计DVH

随访方面，治疗1个月行胸部CT及头颅MRI评估疾病缓解情况（病例26图10、病例26图11），可见病灶较前缩小。而后定期随访至治疗后3.5年，期间多次复查胸部CT和头颅MRI，均显示疾病稳定，无复发转移征象（病例26图12、病例26图13）。

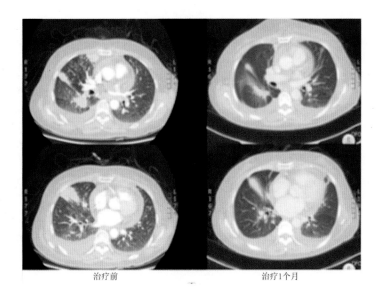

治疗前　　　　　　　　　治疗1个月

病例26图10　治疗前后胸部CT对比

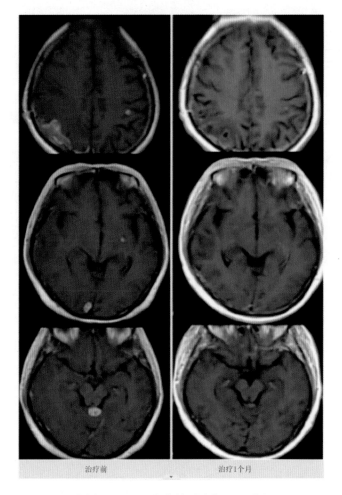

治疗前　　　　　　　　　治疗1个月

病例26图11　治疗前后头颅MRI对比

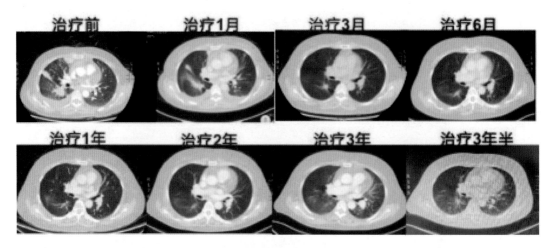

病例26图12　随访期间肺部CT变化情况

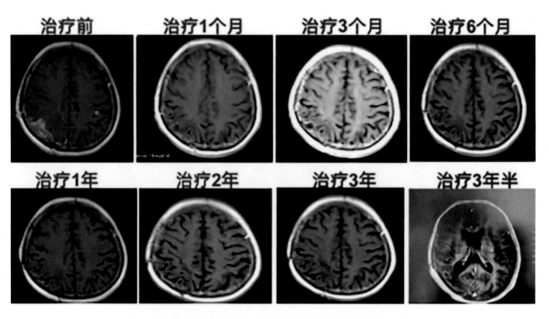

病例26图13　随访期间头颅MRI变化情况

四、诊疗经验

ALK融合是非小细胞肺癌（NSCLC）的常见驱动基因之一，也是重要治疗靶点，素有"钻石突变"之称，占4%～6%。其中EML4-ALK是最常见的ALK融合体类型，约占85%，MAPK是其关键的下游通路之一。"活得更长"和"活得更好"已成为ALK+晚期NSCLC"慢病化"管理时代的终极追求。酪氨酸激酶抑制剂（TKI）类靶向药物的出现和不断更新迭代有力地促进了目标实现的进程。

目前，临床用于治疗携带ALK融合突变的NSCLC患者的TKIs包括一代的克唑替尼，二代的阿来替尼、塞瑞替尼、恩沙替尼、布格替尼以及三代的洛拉替尼。临床医生需要综合考量药物的疗效和安全性，以及患者的疾病特征（是否伴脑转移）、生活质量、经济能力等情况来制定个性化的治疗方案。以阿来替尼为代表的第二代ALK-TKI已成为晚期ALK+NSCLC的优选方案，能够长期有效地控制ALK+NSCLC患者的病情进展，延长总生存期（OS）。

ALK+晚期NSCLC患者发生脑转移的情况较为多见，且常呈多发转移。本文报道了一例阿来替尼治疗晚期ALK+NSCLC患者取得长生存的案例。该患者因严重的脑转移症状就诊，外院初诊时颅脑MRI已显示中线明显移位、右侧侧脑室完全闭塞。这类患者脑疝的发生率极高，需要神经外科更加积极地介入和治疗。该患者及时经外科手术治疗，阻断了脑疝的发生，也为后续治疗提供了组织病理学依据。

本例患者为ALK阳性乳头型肺腺癌。我们知道，乳头型肺腺癌中BRAF突变较为常见，可完善BRAF检测来明确是否存在多基因共突变的情况。检测方法首选Ventana-D5F3 IHC检测，在不可及的情况下，也可选择其他检测手段进行初筛，但不能作为用药依据。如需与EGFR、ROS1、MET等多靶点进行联合检测，推荐选择RT-PCR检测方法。NGS检测方法在检测罕见靶点突变方面具有独特的优势，推荐ALK-TKI耐药的患者进行NGS检测。如果应用一种检测方法未取得确定的结果，可通过其他检测方法再次进行验证。对于影像学无法明确其性质的病灶，需进行穿刺活检以明确病理类型，尤其是当脑转移瘤和原发肿瘤可能存在病理类型的差异。后续随访中，当病情进展时也推荐重复穿刺活检，以明确病理类型及驱动基因变化。此外，如果驱动基因阳性的患者PD-L1高表达则可能与耐药相关。

治疗方面，接受ALK-TKIs治疗的脑转移患者是否需颅脑放疗目前仍存在争议。ALEX研究中，放疗组1年内颅内进展发生率约8%（阿来替尼组约20%），可见颅脑放疗仍然有重要价值。前期数据显示，对于颅内寡转移者，早期立体定向放疗（SRS）能够显著改善患者OS，但出现多发脑转移灶时，SRS无法改善OS。本例患者采取SRS改善整体生存，若后期出现颅内进展，可行挽救性的全脑放疗，但需明确靶区重叠度以避免放射性脑坏死。此外，Ⅳ期患者全身治疗达到稳定时，可增加局部胸部治疗以改善预后，但需警惕的是联合治疗可能增加间质性肺炎等毒性反应的发生。

临床肿瘤科医生不得不面对的问题是几乎所有晚期肺癌患者最终都会对药物产生耐药。ALK-TKIs耐药机制可分为ALK依赖性耐药（ALK基因结构域出现继发的单个或负荷突变）和非ALK依赖性耐药（旁路的激活、肿瘤组织学类型的改变等）。目前已知的ALK获得性耐药突变有L1196M、G1202R、G1202del、D1203N、S1206Y、S1206C、G1269A、I1117N/T/S等。已被报道的可能与ALK-TKI耐药有关的旁路激活通路包括了

RTKsMET、EGFR、SRC、IGF-1R、HER2、HER3、KIT等。不到3%的ALK-TKI治疗后耐药患者的肿瘤学类型会由腺癌转变为小细胞肺癌，罕见的甚至还会转变为鳞癌，往往会导致驱动基因的变化。由于耐药机制的复杂性和多样性，建议疾病进展的患者再次行病理活检和基因检测，以便及时发现和分析获得性耐药和其他耐药基因的出现，进而帮助指导后续的临床决策。

PD-1/PD-L1抑制剂治疗作为跨时代意义的治疗手段，在肺癌中已被广泛应用。但在ALK+患者中，单独使用PD-1/PD-L1抑制剂疗效欠佳，与化疗联合使用的疗效仍待进一步证实。因此，目前对于ALK+肺癌患者而言，PD-1/PD-L1抑制剂的使用方法及时机有待进一步探索。

靶向治疗仍是晚期ALK+NSCLC最主要的治疗手段。虽然目前获批的治疗药物众多，但尚缺乏二代TKI及二、三代TKI之间头对头的对比，最佳序贯策略也尚无统一的共识。放疗、化疗、免疫治疗等常规治疗方案也不能被忽略。希望广大研究者和临床医生今后能进一步探索出更有价值的治疗方案，让更多患者能够全面、切实地获益。

（供稿：新疆医科大学附属肿瘤医院　刘　凯）

（审稿：新疆医科大学附属肿瘤医院　王若峥）

参考文献

[1]Kris MG，et al.Using multiplexed assays of oncogenic drivers in lung cancers to select targeted drugs[J].JAMA，2014，311（19）：1998-2006.

[2]Shaw AT，et al.Crizotinib versus chemotherapy in advanced ALK-positive lung cancer[J].N Engl.J.Med，2013，368（25）：2385-2394.

[3]Soria JC，et al.First-line ceritinib versus platinum-based chemotherapy in advanced ALK-rearranged non-small-cell lung cancer（ASCEND-4）：a randomised，open-label，phase 3 study[J].Lancet，2017，389（10072）：917-929.

[4]Peters，S. et al. Alectinib versus crizotinib in untreated ALK-positive non-small-cell lung cancer[J].N. Engl.J.Med，2017，377（9）：829-838.

[5]Camidge DR，et al.Brigatinib versus crizotinib in ALK inhibitor-naive advanced ALK-positive NSCLC：final results of phase 3 ALTA-1L trial[J].J.Thorac. Onco，2021，16（12）：2091-2108.

[6]Horn L，et al.Ensartinib vs crizotinib for patients with anaplastic lymphoma kinase-positive non-small cell lung cancer：a randomized clinical trial[J].JAMA Oncoll，2021，7（11）：

1617-1625.

[7]Solomon BJ, et al.Efficacy and safety of first-line lorlatinib versus crizotinib in patients with advanced, ALK-positive non-small-cell lung cancer: updated analysis of data from the phase 3, randomised, open-label CROWN study[J].Lancet Respir.Med, 2023, 11（4）: 354-366.

病例27　ⅣB期非小细胞肺癌的免疫联合化疗治疗

一、病例摘要

基本信息：患者男性，46岁。2021年8月9日因"发现肺占位1周"初诊。

现病史：患者2021年6月于外院体检，发现肿瘤标志物升高。2021年8月3日行颈胸腹部CT示：符合右肺癌并纵隔淋巴结肿大CT表现，建议结合临床；双侧肺气肿、肺大疱。头颅MRI：左中央前回异常信号，转移瘤？建议增扫描；胸椎MRI扫描未见明显异常；腰椎退变，$L_{1\sim3}$椎体许莫氏结节；$L_{1/2}$椎间盘膨出。为进一步诊疗收治入院。

既往史：既往高血压病史4年，最高血压达210/160mmHg，目前服用降压药硝苯地平，血压控制可。2010年因腮腺瘤行"腮腺肿物切除术"，术后恢复可。

个人史：吸烟20年，平均20支/日，已戒烟2年。饮酒20年，白酒为主，5两/日，未戒酒。

家族史：父母无类似病史，姐姐患"乳腺癌"；兄弟姐妹3人，否认家族遗传病史。

二、入院诊断

1. 右肺占位 肺癌？

   纵隔淋巴结肿大 转移癌？

   左中央前回占位 转移癌？

2. 高血压3级 很高危组。

三、诊疗经过

（一）入院检查及治疗

2021年8月11日PET-CT（病例27图1）：右上肺癌并右肺门、右侧锁骨上淋巴结转移；结合MRI，考虑脑转移。7.4cm×5.8cm，右肺门、纵隔4R及右侧锁骨上见增大淋巴结；双肺间质性改变；右侧胸腔少量积液；双侧腋窝略高代谢，建议观察。右侧上颌窦囊肿。会诊MRI（病例27图2）：左侧中央前回、左侧小脑半球异常信号，考虑转移瘤。

2021年8月13日行CT引导下肺肿物穿刺（病例27图3），病理示（病例27图4）：（右肺穿刺活检）非小细胞癌，倾向腺癌。免疫组化：202118009-A01#：CK-pan（＋），CK7（＋），CK5（－），TTF-1（－），P40（－）。2021年8月16日行基因检测示：KRAS基因2号外显子G12C、G12R、G12V、G12A、G13C突变。PD-L1（22C3）TPS：40%。

诊断修正为：右肺上叶腺癌（$cT_4N_3M_{1c}$，ⅣB期，PD-L1 40%），右肺门淋巴结转移、右锁骨上淋巴结转移、脑转移。

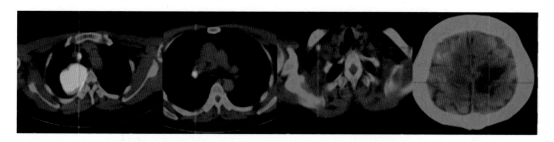

病例27图1　2023年8月11日　PET-CT

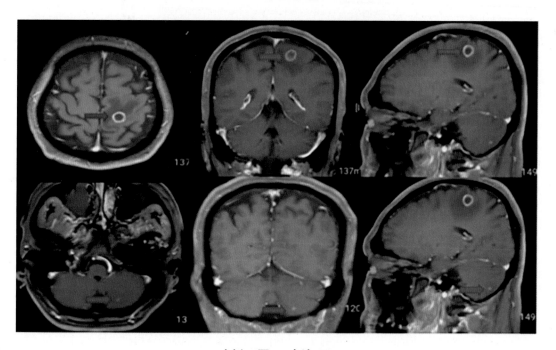

病例27图2　会诊MRI

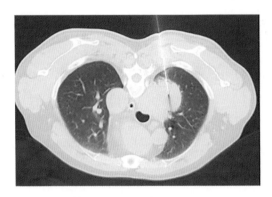

病例27图3　CT引导下肺穿刺

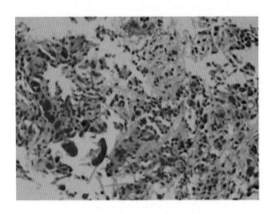

病例27图4　肺穿刺病理

（二）多学科会诊意见

参照2023年3版NCCN非小细胞肺癌诊疗指南，对于PD-L1表达阳性、EGFR、ALK、ROS1、BRAF阴性，且无免疫治疗禁忌的PS评分0～2分腺癌患者，一线治疗优选"卡铂或顺铂＋培美曲塞"化疗联合"帕博利珠单抗"免疫治疗。

KEYNOTE189研究结果提示，帕博利珠单抗联合化疗可延长EGFR-/ALK-转移性非鳞NSCLC患者的总生存期（OS）和无进展生存期（PFS），且无论PD-L1表达水平如何，帕博利珠单抗联合铂类、培美曲塞的OS均有一致获益；在化疗基础上，无论PD-L1表达水平，帕博利珠单抗均可增加客观缓解率（ORR）获益。CodeBreaK100 Ⅱ期研究提示，AMG510靶向治疗KRAS G12C突变NSCLC患者ORR达到32.2%，疾病控制率（DCR）88.1%。IMpower150研究亚组分析提示，KRAS突变患者应用ABCP（阿替利珠单抗A和（或）贝伐珠单抗B与卡铂C＋紫杉醇P）方案疗效优于ACP及BCP。

对于本例患者，推荐：①化疗联合PD-1，择机局部放疗；②入组临床试验；③如存在脑转移症状，建议脑放疗。

患者拒绝入组临床试验，结合MDT会诊意见及患者意愿，分别于2021年8月18日、

9月7日予帕博利珠单抗（200mg d1 q3W）＋PC方案（培美曲塞800mg d2＋顺铂40mg d1～d3 q3W）2周期。

2周期、4周期后疗效评价达PR（病例27图5、图6）。6周期后疗效评价稳定（病例27图7）。继续2周期维持治疗后疗效评价发现仍有残存病灶（病例27图8）。4周期维持治疗后疗效评价，行PET-CT未见高代谢（病例27图9），颅内病灶残存（病例27图10），行单发脑转移灶立体定向放疗（SRS），20Gy/次（病例27图11）。SRS后1个月（病例27图12）复查提示残余病灶消失，SRS后3个月（病例27图13）、11月（病例27图14）复查示颅内稳定。2023年10月17日复查提示疾病稳定（病例27图15），无进展生存期（PFS）达27个月。

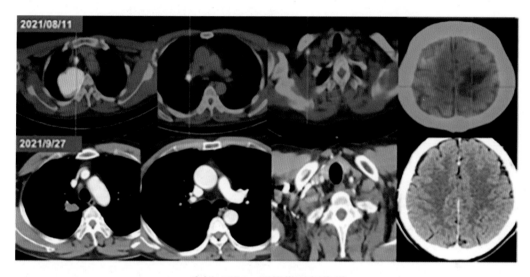

病例27图5　两周期后影像学

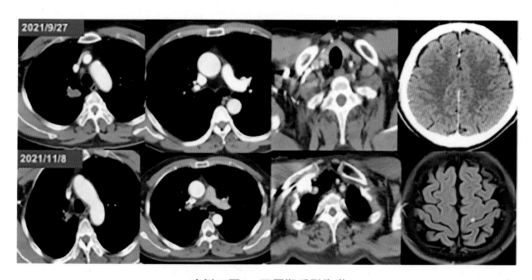

病例27图6　四周期后影像学

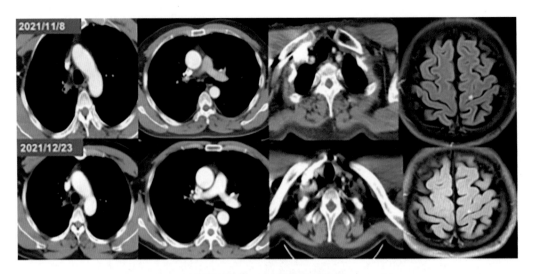

病例27图7　六周期后影像学

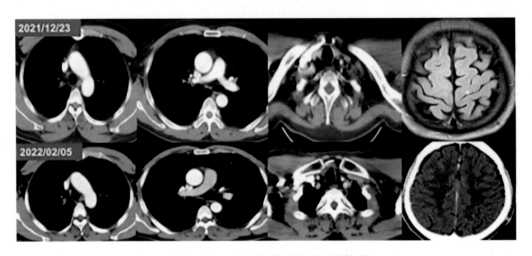

病例27图8　两周期维持治疗后影像学

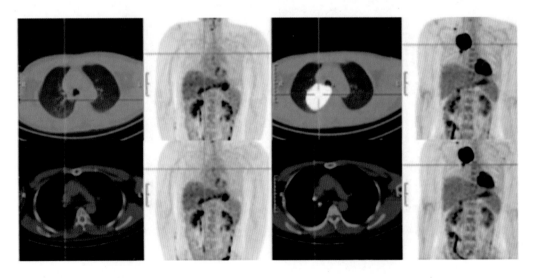

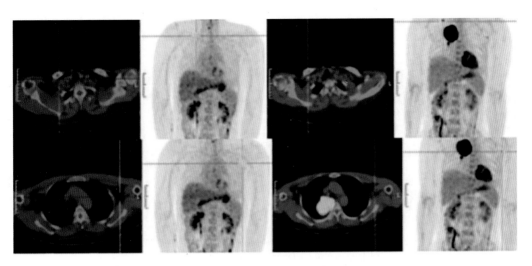

病例27图9　四周期维持治疗后PET-CT

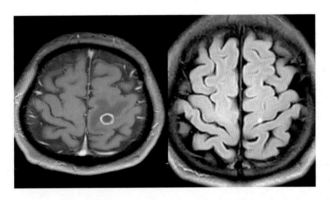

病例27图10　四周期维持治疗后脑MRI

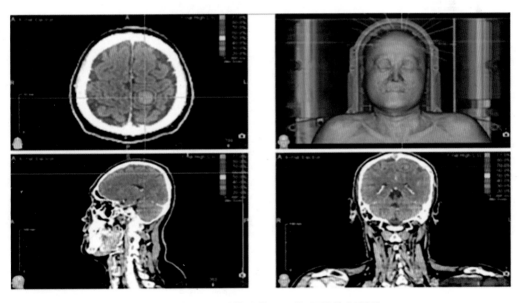

病例27图11　脑转移灶SRS靶区及等剂量线

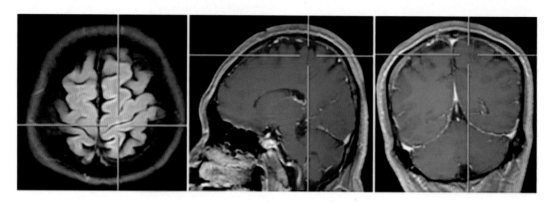

病例27图12　SRS后1个月复查脑MRI

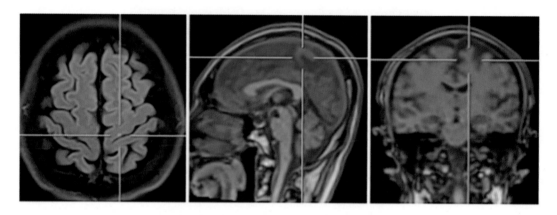

病例27图13　SRS后3个月复查脑MRI

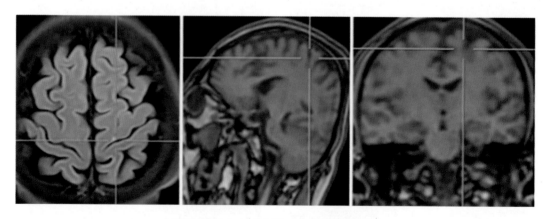

病例27图14　SRS后11个月复查脑MRI

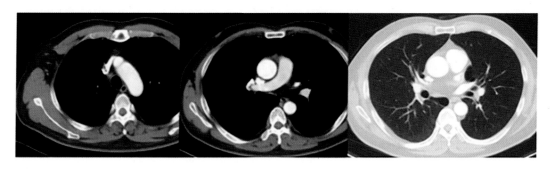

病例27图15　2023年10月17日胸部CT

四、诊疗经验

KRAS是非小细胞肺癌（NSCLC）的重要驱动基因之一，在亚洲人群中的发生率远低于西方人群，我国肺腺癌患者中的发病率约为8%。多见于有吸烟史的男性浸润性黏液型腺癌和实体型腺癌，常见的有G12C（33.6%）、G12D（23.9%）、G12V（22.1%）。

由于针对KRAS突变的靶向药研究进展缓慢，KRAS突变曾一度被称为"不可成药"靶点。CodeBreaK100研究及CodeBreaK200研究结果改变了这一认知，2023年ASCO更新的SCARLET数据显示KRAS G12C抑制剂靶向联合化疗治疗KRAS G12C突变晚期NSCLC患者ORR达到了惊人的88.9%，且耐受性良好。然而，KRAS G12C抑制剂在其中承担的疗效仍未可知，并不足以改变KRAS G12C突变晚期NSCLC患者的治疗现状。2022年世界肺癌大会上公布的CodeBreaK100/101研究安全性数据也不容乐观，但支持采用低剂量KRAS G12C抑制剂和"导入给药"策略行进一步探索性研究。

目前，国内外指南对于KRAS G12C突变晚期非鳞NSCLC患者的一线治疗仍推荐按照驱动基因阴性患者进行，即按PS评分、PD-L1表达状态分层治疗，予免疫单药治疗、免疫联合化疗、抗血管治疗联合化疗或化疗。KRAS G12C抑制剂被美国国立综合癌症网络（NCCN）指南列为标准二线推荐。

2022年ASCO年会上公布了一项包含12项随机试验数据的分析结果，表明KRAS突变状态不会影响免疫联合化疗、单药免疫治疗或化疗的缓解率和生存率，不会影响免疫检查点抑制剂（ICIs）在PD-L1阳性患者中的获益。KRAS突变患者多见共突变，其中最常见的是STK11/LKB1失活，约占1/3，该基因失活可能导致ICIs耐药。另一个比较常见的共突变是KEAP1，约占1/4，该基因突变也会降低ICIs疗效。肿瘤突变负荷（TMB）对ICIs的疗效有一定的预测价值，KRAS和STK11/KEAP1共突变常见于低TMB患者，而在高TMB患者中，KRAS突变往往与STK11/KEAP1相对立。不同的KRAS亚型对疗效影响甚微小。

综上可知，对于KRAS突变、PD-L1<50%、存在STK11和KEAP1共突变的晚期非鳞NSCLC患者，免疫联合化疗比单独免疫治疗更有效，未合并STK11和KEAP1共突变的患

者疗效更佳。本例患者KRAS突变、PD-L1表达40%且无STK11/KEAP1共突变，经免疫联合化疗取得了满意的疗效，截至2023年10月PFS已达27个月，与上述研究结果相符。

该患者在免疫维持治疗初始仍有颅内单发病灶残留，局部治疗与全身治疗相结合是靶/免时代Ⅳ期NSCLC的重要探索方向，尤其对于寡转移患者，放疗或手术等积极局部治疗可为患者带来更佳生存获益。COSINR研究为多病灶立体定向放疗（SBRT）联合双免一线治疗转移性NSCLC的多中心研究，中位总生存期（OS）达到34个月且安全性良好，PD-L1阳性患者获益更大。BRIGHTSTAR研究评估了TKI联合局部巩固治疗在初治ALK阳性NSCLC患者中的疗效和安全性，局部治疗以放疗为主，结果显示3年PFS接近70%，安全性好，且肿瘤体积越小，预后越好，局部治疗所有病灶较局部治疗部分病灶可显著降低风险比。该患者在继续全身治疗维持的同时加入局部SRS，达到了CR，为延长PFS保驾护航。

目前，KRAS突变晚期NSCLC的一线治疗仍依赖于化疗 ± 免疫治疗，KRAS G12C抑制剂的临床应用仍在探索。组合疗法、靶向其他KRAS突变亚型、新兴疗法（如KRAS疫苗、TCR-T细胞疗法）等，多种治疗模式的探索性研究犹如群雄逐鹿，方兴未艾。期待尽快迎来新的突破为KRAS突变晚期NSCLC患者带来更好的选择。

（供稿：山东第一医科大学附属肿瘤医院　井绪泉）

（审稿：山东第一医科大学附属肿瘤医院　朱　慧）

参考文献

[1]KRYSTAL-16：A phase Ⅰ/Ⅰb trial of adagrasib （MRTX849） in combination with palbociclib in patients with advanced solid tumors with KRASG12C mutation.2022AACR. CT242/3.

[2]Johnson ML，et al.LBA10 Sotorasib versus docetaxel for previously treated non-small cell lung cancer with KRAS G12C mutation：CodeBreaK 200 phase Ⅲ study[J]. Annals of Oncology，2022，33：S1417-S1418.

[3]Li BT FG，Durm GA，et al.CodeBreaK 100/101：first report of safety/efficacy of sotorasib in combination with pembrolizumab or atezolizumab in advanced KRAS p.G12C NSCLC. Presented at：2022 World Conference on Lung Cancer；August 6-9，2022，Vienna，Austria.Abstract OA03.06.

[4]Goodman Karyn A，Ou Fang-Shu，Hall Nathan C et al.Randomized Phase Ⅱ Study of PET Response-Adapted Combined Modality Therapy for Esophageal Cancer：Mature Results of the

CALGB 80803（Alliance）Trial[J].J Clin Oncol，2021，undefined：JCO2003611.

[5]OA22.04-BRIGHTSTAR Local Consolidative Therapy with Brigatinib in Tyrosine Kinase Inhibitor-Naïve ALK-Rearranged Metastatic NSCLC，2023 WCLC.

病例28　ⅣB期KRAS阳性非小细胞肺癌的免疫联合化疗治疗

一、病例摘要

基本信息： 患者女性，60岁。2023年3月因"左侧胸部疼痛2个月，加重1周"入院。

现病史： 患者2个月余前无明显诱因出现左侧胸部疼痛，近1周症状加重。外院查血常规：白细胞计数30.62×10^9/L、中性粒细胞绝对值13.66×10^9/L、嗜酸性粒细胞绝对值12.56×10^9/L。超敏C反应蛋白54.38mg/L，降钙素原0.08ng/ml。行胸腹部CT（病例28图1）：右肺上叶周围型肺癌伴周围肺泡内积血，右肺门及纵隔淋巴结转移、左侧第7肋骨转移、左侧肾上腺转移可能性大。头颅MRI：双侧多发腔隙性脑梗死。骨扫描：左侧第7肋骨、左侧股骨骨质破坏，考虑转移。病理示（病例28图2）：左侧肋骨破坏软组织内可见恶性肿瘤浸润，结合免疫组化符合低分化腺癌，且提示肺来源可能性大。免疫组化：CK-pan（+），P40（-），Syn（局部+），Vimentin（+），TTF-1（+），CK7（-），Ki-67（+60%），LCA（-），PAX-8（-），NapsinA（-），MUC-1（部分+），S-100（-），CD56（-），CgA（-），P53（强+40%）。PDL1（SP263）TPS：95%。基因检测：KRAS基因第2外显子点突变（G12D/G12S）（NM_004985.3）；未检测到EGFR/NRAS/BRAF/HER2/PIK3CA基因目标已知突变；未检测到ALK/ROS1/RET/MET目标已知融合基因。

查体： ECOG评分1分，左侧第7肋骨可触及包块，余未见明显异常。

既往史： 糖尿病史4年，规律应用甘舒霖30R控制血糖，血糖控制尚可；2019年6月因腰椎管狭窄症，行"腰椎后路椎管减压间盘摘除植骨融合内固定术"；2021年6月因右侧锁骨下动脉起始部重度狭窄、左侧颈外动脉起始部重度狭窄；行"经皮锁骨下动脉药物洗脱支架置入术＋经皮锁骨下动脉球囊扩张术"。

个人史： 吸烟20年，10支/天。

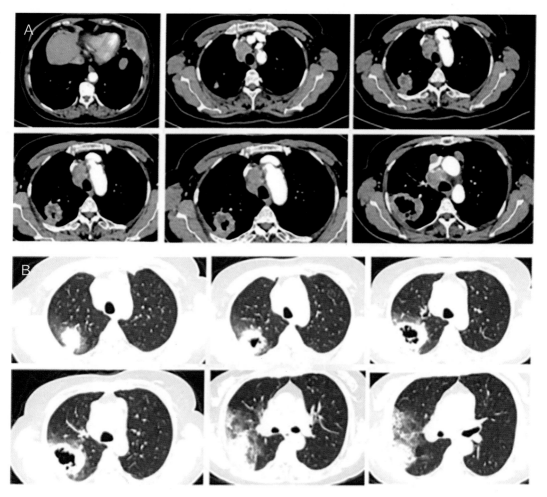

病例28图1　基线胸部CT

注：A.纵隔窗；B.肺窗。

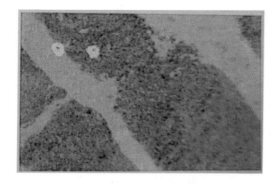

病例28图2　组织病理学图片

二、入院诊断

1. 右肺上叶低分化腺癌 cⅣ期

    多发骨转移癌（左第7肋骨、左股骨）

    左肾上腺转移癌。

2. 白细胞升高，待查。

三、诊疗经过

1. 入院检查及治疗　入院完善相关检查：超敏C反应蛋白54.38mg/L。降钙素原0.08ng/ml。免疫球蛋白定量IgE65.5U/ml。骨髓穿刺（病例28图3）：有核细胞增生活跃，中性粒细胞胞质中可见中毒颗粒和空泡，未见异常细胞。

    初步诊断修改为：①右肺上叶低分化腺癌 cⅣ期 多发骨转移癌（左第7肋骨、左股骨）左肾上腺转移癌 KRAS点突变（G12D/G12S）；②类白血病反应。

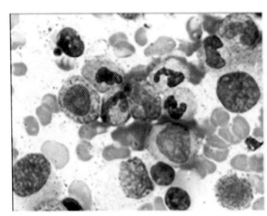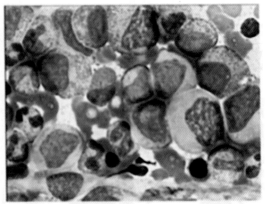

病例28图3　骨髓细胞学检查

2. 多学科会诊意见　NCCN指南及CSCO指南均推荐，对于PS评分0~2分、PD-L1表达阳性且无驱动基因突变的Ⅳ期肺腺癌，若无PD1/PD-L1抑制剂使用禁忌，一线治疗首选免疫检查点抑制剂（ICIs）联合培美曲塞+卡铂/顺铂化疗。因此，该患者于2023年3月31日接受"培美曲塞＋卡铂化疗"，同时联合PD-1抑制剂免疫治疗。

    化疗间歇期第10天（2023年4月10日）患者出现高热，急诊入院。查血常规示：白细胞计数2.0×10^9/L，中性粒细胞绝对值1.21×10^9/L，血小板10×10^9/L，血红蛋白96g/L，C反应蛋白386.2mg/L，降钙素原2.42ng/mL。七项呼吸道病毒、血培养、尿常规、尿培养未见明显异常。肺CT（病例28图4）提示右肺阻塞性炎症加重。考虑化疗后骨髓抑制，合并重症感染，遂于4月10日至4月16日予粒细胞刺激因子升粒细胞、促血小板生成素升血小板以纠正骨髓抑制，静滴美罗培南抗感染，并予制霉菌素含漱及纠正低蛋白等对症支持治疗。

4月17日，患者体温再次升高，复查血常规：白细胞计数3.69×10⁹/L，血小板39×10⁹/L，C反应蛋白204.17mg/L；真菌D＜37.5pg/ml，GM 0.23，血NGS未检测出有意义指标，新冠核酸检测阴性，4月19日复查胸部增强CT（病例28图4）提示阻塞性肺炎较前无明显吸收，新增肺水肿、双侧胸腔积液及心包积液。考虑不除外合并真菌感染以及肿瘤和感染所致的低蛋白血症等，治疗上继续促血小板生成素升血小板，抗感染方案调整为氨苄西林联合米卡芬净，同时继续对症支持治疗，体温逐渐降至正常。4月26日复查血常规：白细胞计数5.26×10⁹/L，血小板224×10⁹/L，C反应蛋白49.27mg/L。抗感染方案更换为氨苄西林及伊曲康唑口服液治疗。

4月27日出院，院外继续口服伊曲康唑口服液1个月（至5月17日），复查血常规、生化、CRP、PCT及免疫相关指标均正常（病例28表1）。治疗期间动态监测白细胞计数、CRP、PCT、白蛋白指标变化及影像学变化（病例28图4）。

病例28表1　化疗间歇期治疗汇总

时间	最高体温	实验指标	治疗
4月10日至4月16日	40->37.5	WBC 2.0×10⁹/L PLT 10×10⁹/L CRP 386mg/L PCT 2.42ng/ml 白蛋白 22g/L 血培养（-） 呼吸道病毒（-）	纠正骨髓抑制： 粒细胞刺激因子 促血小板生成素 抗感染： 美罗培南 制霉菌素含漱 对症支持： 纠正低蛋白等
4月17日至4月25日	37.6->39（4.17）	WBC 3.69×10⁹/L PLT 39×10⁹/L CRP 204.17mg/L 真菌D＜37.5pg/ml GM 0.23 血NGS未检测出有意义指标 新冠核酸检测阴性 4月19日肺增强CT	纠正骨髓抑制： 促血小板生成素 抗感染： 氨苄西林 米卡芬净 制霉菌素含漱 对症支持： 纠正低蛋白等
4月26日至4月27日	36.5	WBC 5.26×10⁹/L PLT 224×10⁹/L CRP 49.27mg/L	抗感染： 氨苄西林 伊曲康唑口服液

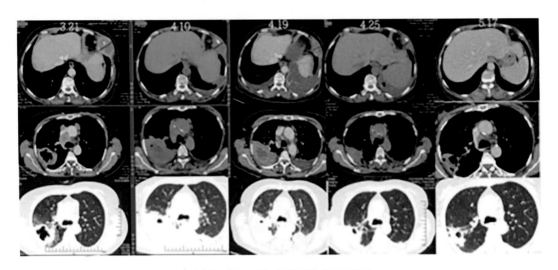

病例28图4　治疗期间胸部CT变化

该患者化疗耐受性差，首次化疗后出现严重骨髓抑制合并重症感染。考虑其PD-L1高表达可以从ICIs单药治疗中获益，2023年5月至2023年11月予PD-1抑制剂单药治疗。9月20日随访，胸部CT（病例28图5）示病灶基本消失，接近CR。

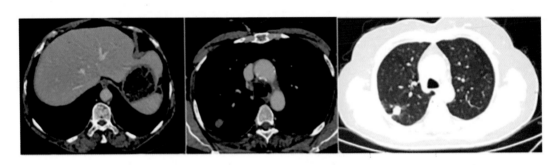

病例28图5　随访时胸部CT

四、诊疗经验

非小细胞肺癌（NSCLC）是肺癌中最常见的病理类型，约占80%，其中75%的患者发现时已处于中晚期，5年生存率很低。值得一提的是，随着我国癌症防控措施的逐步完善，癌症标化死亡率已呈现下降趋势。对肺结节的规范随访和处理将对改善患者预后和减轻国家癌症负担等方面具有重要意义。

本例患者在2021年6月发现右肺小结节后未规律随访，2023年3月就诊时肿瘤已发展至晚期，严重影响了总生存期。本病例再次提醒广大临床医生规范肺结节随访的重要性。目前临床参考的肺结节相关诊治指南主要有5个，即《肺结节诊治中国专家共识（2018）》《NCCN非小细胞肺癌临床实践指南》《ACCP美国胸科医师协会肺癌诊疗指南（2018）》《Fleischner学会肺结节处理策略指南（2017）》和《肺结节评估亚洲共识指南（2016）》。临床医师在制订肺结节的随访和处理方案时，需要综合考虑结节的性质、大小以及患者是否伴有肺癌高危因素等多种条件。通过全面评估，有助于实现肺癌的早期诊断和治疗，从而达到改善患者预后的目标。

本例患者的治疗有很多值得借鉴、商讨之处：

首先，本例患者一线治疗若选择ICIs单药治疗，亦不失为明智之选。本文患者就诊时已达晚期，属于驱动基因野生型PD-L1高表达非小细胞肺癌。PD-L1高表达者占NSCLC患者总数的25%～30%，近年来ICIs引入治疗方案后极大程度地改善了该人群的生存期。IMpower110研究结果显示，阿替利珠单抗组的患者中位生存期显著优于化疗组（20.2个月比13.1个月），且安全性同样远优于化疗组。相比于化疗，一线治疗使用ICIs的持续缓解时间更长，总生存期获益更显著。基于此，我国国家市场监督管理总局及美国食品和药物管理局（FDA）均批准阿替利珠单抗用于一线单药治疗PD-L1高表达野生型晚期NSCLC，国内外各大权威指南也将阿替利珠单抗推荐作为PD-L1高表达野生型晚期NSCLC的一线优选方案。

此外，治疗前的全面评估应当力求更加完善，以确保诊疗方案的准确性和有效性。骨髓抑制是肿瘤内科医师最常见的治疗相关不良反应（TRAE），其中粒细胞减少性发热（FN）尤为严重，可能引发治疗费用上升、抗生素使用、住院时间延长、化疗延误等问题，甚至危及患者生命。因此，对这部分患者的诊疗需格外谨慎。临床医生应在每次治疗前对患者进行FN发生风险的评估，并根据评估结果对患者进行分层预防和管理，这将有助于降低FN发生率，提高患者治疗的安全性和疗效。本文患者采用的化疗方案为FN中风险方案，且存在合并糖尿病、肿瘤晚期等FN高风险因素，有一级预防使用粒细胞集落刺激因子（G-CSF）的指征。幸运的是，该患者在出现骨髓抑制时得到了及时且恰当的治疗，肿瘤也得到了有效控制。

值得注意的是，本病例未涉及患者骨转移及癌痛的治疗。肺癌是最常发生骨转移的恶性肿瘤之一，且多为溶骨型骨转移，发生率10%～15%，好发部位依次为脊柱（50%）、股骨（25%）、肋骨和胸骨（12%）。骨转移可能导致高钙血症、病理性骨折、脊髓压迫等骨相关不良事件。最新版肺癌骨转移诊疗专家共识中，治疗原则推荐在全身治疗基础上采取针对性的局部治疗。对于癌痛的治疗需遵循"常规、量化、全面、动态"原则。本文患者因"左侧胸痛"就诊，结合病史考虑其胸痛与左侧第7前肋的骨质破坏及转移性包块形成有关。除了全身抗肿瘤治疗外，针对患者骨转移可予左侧第7前肋骨及局部包块放疗以减轻疼痛、提高局部控制率，同时定期应用双磷酸盐类或核因子-κB受体活化因子配体（RANKL）拮抗剂等骨改良药物治疗，以减少骨相关不良事件发生率。此外，还需定期进行癌痛评定并根据评分调整癌痛治疗方案。

营养支持治疗在抗肿瘤过程中具有举足轻重的地位。其主要目的在于预防体重减轻或减轻过快，并修复和重建抗肿瘤治疗过程中所导致的损伤，提高患者对治疗的耐受性和依从性。此外，营养支持治疗还能增强患者的抵抗力，减轻治疗过程中的不良反应，并预防因营养不良引发的并发症。

晚期肺癌的治疗涵盖多学科的综合治疗，多学科团队在肺癌全程管理中至关重要。MDT团队需根据患者病情和意愿制订个性化、全面的治疗方案，帮助患者有效缓解痛苦，延长生存期。通过全方位的协同合作，才能为肺癌患者带来更好的生活质量和预后。

（供稿：吉林大学白求恩第一医院　丛晓凤）

（审稿：吉林大学白求恩第一医院　刘子玲）

参考文献

[1]Zheng RS，Zhang SW，Zeng HM，et al.Cancer incidence and mortality in China，2016[J]. JNCC，2022，2（1）：1-9.

[2]International Agency for Research on Cancer.Latest global cancer data：Cancer burden rises to 19.3 million new cases and 10.0 million cancer deaths in 2020[J].World Health Organization，2020.

[3]彭丽姿，郑美蓉.非小细胞肺癌中EGFR基因突变及靶向药物治疗研究进展[J].医疗装备，2018，031（011）：203-204.

[4]Herbst RS，Giaccone G，de Marinis F，et al.Atezolizumab for first-line treatment of PD-L1-selected patients with NSCLC[J].New England Journal of Medicine，2020，383（14）：1328-1339.

[5]Herbst RS，et al.2019 WCLC FP13.03.IMpower 110：Updated OS Analysis of Atezolizumab vs Platinum-Based Chemotherapy as First-Line Treatment in PD-L1-Selected NSCLC，2019.

[6]中国抗癌协会肿瘤临床化疗专业委员会，中国抗癌协会肿瘤支持治疗专业委员会.肿瘤化疗导致的中性粒细胞减少诊治中国专家共识（2023版）[J].中华肿瘤杂志，2023，45（7）：575-583.

病例29 ⅣB期非小细胞肺癌的免疫+抗血管+化疗联合治疗

一、病例摘要

基本信息：患者男性，57岁，ECOG 2分。2020年7月31日因"头痛、乏力2个月"就诊。

现病史：患者2020年7月20日无明显诱因出现头痛、乏力，无胸闷、气促、呼吸困难等不适，至北大医疗鲁中医院就诊，行胸部CT提示右肺下叶占位并右锁骨上窝、纵隔多发肿大淋巴结，符合肺肿瘤表现；双肺多发结节转移待排；双侧少量胸腔积液、心包积液；肝转移待排。CT引导下行经皮肺穿刺，病理回报：右下肺肺组织内大量炎细胞浸润及坏死组织，周围可见极少明显异型细胞，怀疑腺癌可能。颅脑MRI符合右侧大脑转移瘤表现，未行特殊诊治，为行进一步诊治收入我院。

个人史：否认吸烟饮酒史，否认家族肿瘤病史。

婚育史：已婚，育有1子。

二、入院诊断

右肺占位待查。

三、诊疗经过

（一）入院检查及治疗

2020年7月31日PET-CT（病例29图1）：①右肺下叶周围型肺癌并右下肺门、纵隔、右侧锁骨上淋巴结转移；双肺转移；肝转移；右侧第9后肋转移；以上伴高代谢；脑转移请结合MRI评价；②双侧胸腔少量积液；心包少量积液；③左侧耻骨略高代谢，不除外转移，建议观察。会诊外院颅脑MRI（病例29图2）：右额叶强化结节，结合临床，考虑转移瘤。2020年7月28日行超声支气管镜检查，病理结果示（病例29图3）：渗出组织内查见转移性腺癌。肺癌九基因（ARMS法）：KRAS Exon-2突变型（突变类型：G12C、G12R、G12V、G12A、G13C），PD-1阴性（检测平台：Leica BOND）。初步诊断为右肺下叶癌（腺癌，$cT_2N_3M_{1c}$，ⅣB期；KRAS突变），合并右肺门、纵隔、右侧锁骨上淋巴结、双肺、肝、骨及脑转移。

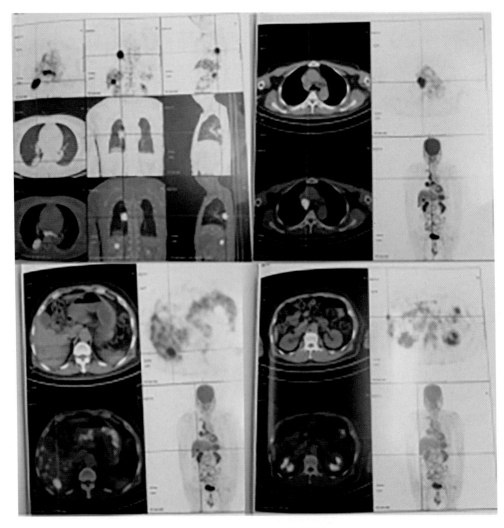

病例29图1　入院时PET-CT

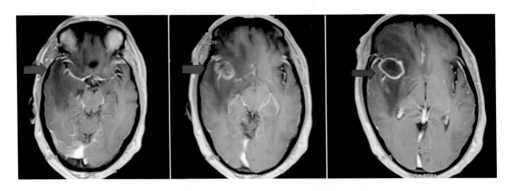

病例29图2　会诊外院颅脑MRI

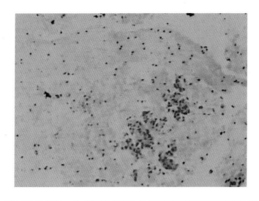

病例29图3　入院时超声支气管镜下组织病理学

（二）多学科会诊意见

MDT团队综合患者信息后，制订了一线治疗方案："免疫＋抗血管＋化疗四药联合全身治疗"，同时脑转移灶局部放疗。2020年8月7日至9月8日，予"贝伐珠单抗500mg d0＋阿替利珠单抗1200mg d1＋培美曲塞900mg d1＋卡铂500mg d1 q21d"治疗。经放疗科会诊后，予颅脑姑息性放疗（45Gy/10f），同时予甘露醇脱水、唑来膦酸治疗骨转移。6周期后疗效评估达PR（病例29图4、病例29图5），安全耐受性好，治疗相关不良反应仅出现1级乏力。

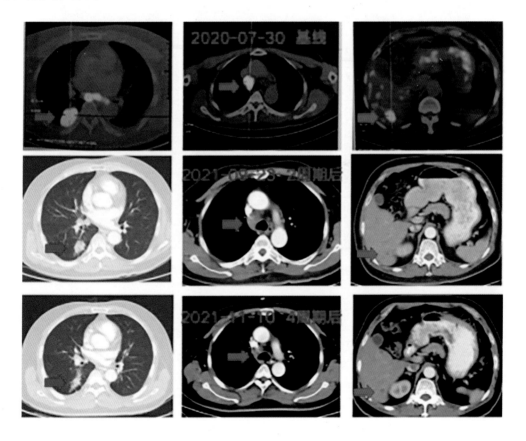

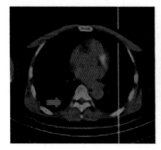 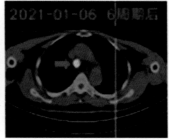 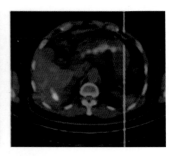

病例29图4　一线治疗6周期肺部影像学变化

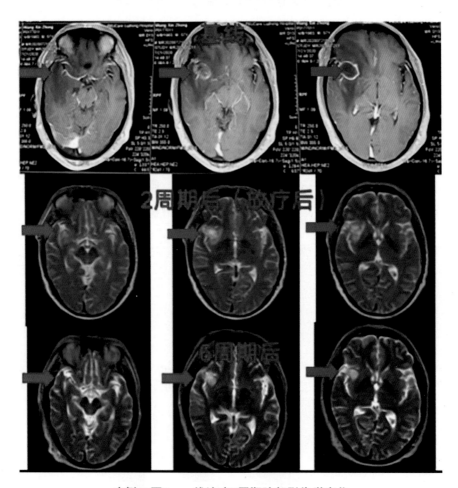

病例29图5　一线治疗6周期脑部影像学变化

2021年9月9日复查胸部CT（病例29图6），提示右肺癌并多发淋巴结转移较前进展，双肺多发转移较前进展，肝转移部分较前增大，部分变化不著。从2020年8月7日接受治疗到2021年9月8日出现进展，PFS 13个月。二线治疗遂换用靶向联合化疗，予以"安罗替尼12mg d1～d14＋白蛋白紫杉醇400mg d1＋奈达铂120mg d1 q21d"方案治疗至今。

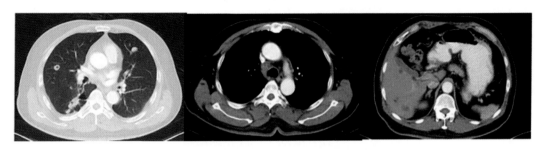

病例29图6　一线治疗后胸部CT

四、诊疗经验

RAS基因突变是最常见的人类致癌基因突变，大约有30%的癌症发生该基因突变。RAS基因家族有三个成员：KRAS、HRAS和NRAS，85%的RAS基因突变发生在KRAS亚型，其中又有80%发生在密码子12，最常见的突变是G12D、G12V和G12C。在包括肺癌（非小细胞肺癌）、阑尾癌、黑色素瘤、小肠癌、子宫内膜癌、前列腺癌、肝胆癌、肾癌、卵巢癌以及很多原发部位不明的癌症中都可能出现。

西方非小细胞肺癌（NSCLC）人群的KRAS突变发生率为32.7%，其中G12C占41.0%。既往有研究报道，中国NSCLC人群的KRAS突变发生率分别为9.8%，G12C突变占29.5%，均低于西方NSCLC人群。我国NSCLC人群的KRAS G12C突变更常见于男性、有吸烟史、病理类型为浸润性腺癌的患者，且男性比例显著高于非G12C突变组（88.5%比72.3%，$P<0.01$）。这部分患者通常有较高的肿瘤突变负荷（TMB，7.8Mut/Mb）和较高的PD-L1表达水平。

近几年多款KRAS G12C抑制剂的问世，打破了KRAS靶点"不可成药"的魔咒，为KRAS G12C突变NSCLC患者带来曙光。国内多款KRAS抑制剂也正在临床试验中，但以铂类为基础的化疗和免疫检查点抑制剂（ICIs）治疗仍然是KRAS突变NSCLC患者的标准一线治疗方案。

我国KRAS G12C突变患者最常见的共突变基因分别是TP53（52.4%）、STK11（18.6%）和ATM（13.2%），均可影响KRAS突变NSCLC的生物学特性、免疫微环境以及最终对化疗和免疫治疗的敏感性。多项研究表明，携带KRAS和TP53共突变的NSCLC患者可以从单药抗PD-L1/PD-1治疗中获益，而KRAS和STK11/KEAP1共突变肿瘤对抗PD-L1/PD-1通路单药治疗常存在原发性耐药性，因此在KRAS G12C突变患者选择一线抗PD-L1/PD-1抗体单药治疗时需要慎重分析共突变状态。

2021年5月28日，首款KRAS G12C抑制剂Sotorasib上市，然而其关键次要终点总生存期（OS）并未实现显著差异。2022年12月12日，Adagrasib作为第二款KRAS G12C抑制剂获批上市，在NSCLC和结直肠癌及其他实体肿瘤治疗中展现出良好的疗效。但由于药物可及等因素，本文患者未能接受上述药物治疗。

此外，一些新药也正在进行临床试验。Divarasib（GDC-6036）可以不可逆地将KRAS G12C癌蛋白锁定在非活性状态，阻止肿瘤细胞生长，在携带KRAS G12C突变NSCLC患者的Ⅰ期试验中mPFS达到13.1个月，客观缓解率达到37%，目前Ⅲ期临床试验正在进行。口服环肽抑制剂Luna-18公布的Ⅰ期临床试验显示了其对KRAS G12D突变细胞具有强效的抑制活性。而HB-700是一种用于治疗KRAS突变的研究性沙粒病毒免疫疗法，可靶向G12D、G12V等常见的KRAS突变，有望惠及更多患者。

IMpower150研究亚组分析结果证实，"阿替利珠单抗＋贝伐珠单抗＋卡铂＋紫杉醇（ABCP）"方案在EGFR/ALK+、肝转移、高肿瘤负荷等关键亚组均带来具有临床意义的无进展生存期（PFS）及总生存期（OS）获益。2020年欧洲肿瘤内科学会年会（ESMO）上，IMpower150研究公布的事后分析结果显示，ABCP方案可以为KRAS突变NSCLC和EGFR-TKI耐药NSCLC患者带来显著获益。多学科诊疗团队以此为依据，推荐患者一线采用IMPOWER150模式进行治疗，实现了13个月的PFS。2023世界肺癌大会（WCLC）上，IMpower151研究公布结果（数据截至2023年2月2日）显示，与BCP方案相比，ABCP方案可改善PFS和OS的数值，总体耐受性良好。

KRAS基因突变会使KRAS蛋白一直处于活化状态，持续激活下游信号通路，导致细胞内的信号转导紊乱，造成细胞不可控制地增殖恶变，进而促进肿瘤的发生。由于KRAS蛋白结构表面平滑，难以寻找能够与小分子抑制剂产生有效结合的位点，抗KRAS抗体合成较为困难，因此化疗在抗KRAS治疗中仍然占据着不可撼动的基石地位。在上游靶向药物不可及的情况下，研究人员努力探索包括RAS、MEK、ERK、PI3K、mTOR等在内的KRAS下游相关通路，小分子多靶点药物纷纷崭露头角，取得一席用武之地。所以本文患者在二线时采用了安罗替尼这一小分子多靶点抑制剂联合治疗，达到了超过19个月的PFS。

从"不可靶向"到"百花齐放"，随着针对KRAS突变的靶向疗法和组合治疗方案的不断发展，我们正进入加速创新的临床试验时代，有望改善患者的治疗结果并提高其生存率。虽然还需要进一步的研究和临床验证，但我们有理由相信，通过持续的努力和合作，针对KRAS突变的癌症治疗将取得更大的突破，为患者带来更有效的治疗选项。

（供稿：山东第一医科大学附属肿瘤医院　韩　晓）

（审稿：山东第一医科大学附属肿瘤医院　郭　珺）

参考文献

[1]Cox AD，Fesik SW，Kimmelman AC，et al.Drugging the Undruggable RAS：Mission Possible？[J].Nat.Rev.Drug Discov，2014，13，828-851.

[2]Hobbs GA，Der CJ，Rossman KL.RAS Isoforms and Mutations in Cancer at a Glance[J].J.Cell Sci，2016，129：1287-1292.

[3]Prior IA，Lewis PD，Mattos CA.Comprehensive Survey of Ras Mutations in Cancer[J].Cancer Res，2012，72：2457-2467.

[4]Biernacka A，Tsongalis PD，Peterson JD，et al.The potential utility of re-mining results of somatic mutation testing：KRAS status in lung adenocarcinoma[J].Cancer Genet，2016，209（5）：195-198.

[5]Liu SY，Sun H，Zhou JY，et al. Clinical characteristics and prognostic value of the KRAS G12C mutation in Chinese non-small cell lung cancer patients[J].Biomark Res，2020，8：22.

[6]郭连英，向婵，赵瑞英，等.KRAS G12C突变的非小细胞肺癌患者的基因突变谱及临床病理学特征的单中心回顾性研究[J].中华病理学杂志，2023，52（2）：117-123.

[7]孙红，郑媛婷，李涛，等.K-Ras基因突变在胰腺癌诊断、进展和预后中的作用研究进展[J].世界临床药物，2015，36（11）：775-779.

[8]Zhou C，Dong X，Chen G，et al.OA09.06 IMpower151：Phase III Study of Atezolizumab+Bevacizumab+Chemotherapy in 1L Metastatic Nonsquamous NSCLC[J].Journal of Thoracic Oncology，2023，18（11）：S64-S65.

病例30 ⅣB期非小细胞肺癌肉瘤样癌的免疫治疗

一、病例摘要

基本信息： 患者男性，67岁。2023年1月因"发热2周余，发现肺占位10余天"外院初诊。

现病史： 患者于2023年1月23日因"发热伴乏力1周"就诊于济南市中心医院，行胸部及颅脑CT：考虑右侧丘脑及顶叶出血性病变；左肺门增大，建议增强，排除占位性病变；双肺结节。未特殊处理。2023年2月9日行胸部增强CT：左肺门增大，考虑肿瘤，双肺结节。为进一步诊治来我院就诊。

既往史： 否认高血压史、心脏病史、糖尿病史。发现"脑出血"半月余。

个人史： 吸烟35年，平均20支/日，已戒烟，戒烟7年。饮酒10年，以饮用白酒为主，平均1两/日，已戒酒4个月。无吸毒史。

查体： 左侧锁骨上可触及一质硬肿物，范围约1cm×1cm，活动度差。双肺呼吸音粗，可闻及散在干啰音。腹部平坦，无胃肠型，脐周区按压痛，无反跳痛。

二、入院诊断

1. 肺癌。
2. 肺部感染。
3. 脑出血个人史。

三、诊疗经过

（一）入院检查及治疗

2023年2月11日入院后行CT平扫＋增强示（病例30图1）：①左肺上叶纵隔旁条索状及类结节状影，考虑炎性纤维灶，建议观察；右肺中叶炎症；双肺下叶纤维灶；②双肺类结节影，建议观察；③双肺气肿；④左肺门区占位，首先考虑为淋巴结转移可能；左锁上淋巴结肿大，考虑转移；纵隔淋巴结肿大；⑤小肠多发占位，建议进一步检查；腹腔内多发淋巴结肿大，考虑转移可能性大；腹膜后淋巴结增大。2023年2月13日头颅MRI平扫＋增强：右侧顶枕叶及右侧基底节区转移灶。2023年2月15日纤维支气管镜检查：支气管镜下各段支气管开口未见肿物，左肺门肿物EBUS-TBNA（待病理及细胞学）。活检病理示：（左肺门气管镜活检）肉瘤样癌。免疫组化：CKpan（＋），CK8/18（＋），CK7（＋），TTF-1（散在＋），CK5（－），P40（－），CD68（－），Vimentin（＋），PD-L1（22C3）*（TPS：＋80%）。2023年2月26日基因检测：检测结果未发现突变。2023年2月19日骨ECT：全身诸骨未见明显异常显像剂摄取及异常骨质密度变化。2023年2月14日小肠镜检示：越过十二指肠乳头继续进镜约55cm以下肠腔内见暗红色血迹，距乳头约60cm处见1/3环周不规则肿物，充血糜烂表面较多迂曲静脉，局部见自发性渗血，活检（小肠1）及刷检，继续进镜约20cm见1/3环周肿物，充血糜烂伴溃疡，活检（小肠2）；继续进镜约15cm，套管球囊嵌顿于第一处肿物处，考虑套管压迫摩擦肿物及静脉血管易加重出血，未继续进镜。小肠肿物病理示：（小肠活检1、2）肉瘤样癌结合临床，考虑转移性，来自肺。免疫组化：202303855-B01#：CKpan（＋），CK5（－），P40（－），CK7（＋），TTF-1（－），CK20（－），Villin（－），CDX2（－）。

修正诊断为：左肺癌（肉瘤样癌，$cT_xN_3M_1$ ⅣB期）。

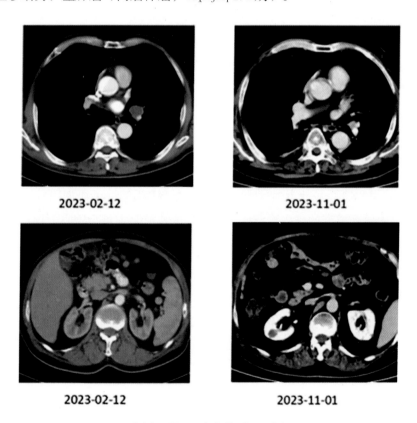

| 2023-02-12 | 2023-11-01 |
| 2023-02-12 | 2023-11-01 |

病例30图1 治疗前后CT对比

2. 多学科意见 MDT团队会诊后，建议完善基因及PD-L1检测后予以全身治疗，同时进行脑转移放疗。最终给予舒普深抗感染、颅脑转移瘤放疗治疗，信迪利单抗免疫治疗，2023年11月仍在免疫维持治疗中。

四、诊疗经验

1. PSC发病率低，预后差，治疗手段有限。

肺肉瘤样癌（PSC）是一种罕见的非小细胞肺癌亚型，约占所有原发性肺癌的0.1%～1.0%，其特征是肿瘤含有肉瘤或肉瘤样成分，分化差，肿瘤生长迅速，血管侵袭程度高，上皮细胞向间质细胞转化。在晚期肺肉瘤样癌患者中，中位总生存期为6.3个月，中位无进展生存期为2个月。基于形态学特征，可将其分为五个亚型：梭形细胞癌（一种几乎完全由上皮梭形细胞组成的癌）、巨细胞癌（几乎完全由肿瘤巨细胞组成的癌症）、多形性癌［一个至少含有10%梭形和（或）巨细胞的低分化非小细胞肺癌，或一种仅由梭形和巨细胞构成的癌］，癌肉瘤（非小细胞肺癌和真性肉瘤的混合物）和双相肺母细胞瘤（由胚胎型上皮细胞和原始间充质基质组成的肿瘤）。PSC通常发生于有吸烟史的老年男性，与其他类型的非小细胞肺癌相比，其恶性生物学行为更具侵袭性，预后更差。在不同的研究中，肉瘤样癌的5年生存率在20.1%～36.1%，晚期生存率不到5%，生存期不到7个月。PSC患者的治疗手段有限，早期PSC的治疗首选手术切除，大部分患者确诊时已经是晚期，PSC对传统放化疗并不敏感，治疗有效率较低，容易复发和转移。

2. 分子靶向治疗为PSC患者带来希望。

研究发现，多种基因突变可能与PSC的发生、发展和治疗有关。PSC与烟草使用高度相关（80%的患者），具有高突变率，包括KRAS突变。METex14跳跃突变的在PSC发生率为22%～31.8%，高于其他类型的NSCLC，与PSC的分子靶向治疗相关。在针对MET14号外显子跳跃突变的靶向治疗研究中，赛沃替尼表现最为突出。该项研究由我国陆舜教授牵头，共纳入70例局部晚期或转移性MET 14号外显子跳跃突变阳性，组织学类型包括PSC或其他NSCLC亚型的患者，患者均接受过至少一线系统性治疗。25例PSC患者中，客观缓解率（ORR）达40.0%（10/25），中位缓解持续时间（DoR）为17.9个月，中位无进展生存期（PFS）为5.5个月。基于此，赛沃替尼在2021年6月获批用于含铂化疗后疾病进展或不耐受标准含铂化疗的、具有MET14号外显子跳跃突变的局部晚期或转移性NSCLC患者。

3. 免疫治疗可能为PSC带来长期获益。

吸烟导致高突变率，可能有许多新抗原使患者具有高度免疫原性，因此是免疫治疗的良好候选者。研究发现，与非PSC相比，PD-L1在75个PSC中更常表达此外，PSC似乎是"热肿瘤"，因为发现与非SCs相比更高的免疫和炎症细胞浸润，同时有高肿瘤突变负荷（TMB）。这就意味着PSC可能从免疫检查点抑制剂（ICIs）治疗中获益。一项回顾性分析纳入了37例二线及以上接受抗PD-1免疫治疗的PSC患者，无论PD-L1状态如何，总体ORR为40.5%，DCR为64.8%。OS的中位数为12.7个月（0.3～45.7个月）。反应性疾病中PD-L1的表达有升高的趋势，PD-L1阳性患者的ORR为58.8%。PSC免疫治疗的一些前瞻性临床试验正在进行（NCT02834013、NCT03022500、NCT04224337等）。此患者PD-L1 CPS 80，单药信迪利单抗治疗取得了长期获益。

肺肉瘤样癌作为一种罕见的NSCLC，预后差，治疗手段有限，但近年来，随着肿瘤分子病理学的发展及新药研发的不断推进，临床上对此类型患者已经有药可用且取得了不错的疗效。未来，PSC患者需要精细化管理，除了明确其病理分型以外，还需要明确其基因突变状态、肿瘤突变负荷、PD-L1表达水平等，从而实现对PSC的个体化的精准治疗。

（供稿：山东第一医科大学附属肿瘤医院　赵凯凯）

（审稿：山东第一医科大学附属肿瘤医院　孟祥姣）

参考文献

[1]Vieira T，Antoine M，Ruppert AM，et al.Blood vessel invasion is a major feature and a factor of poor prognosis in sarcomatoid carcinoma of the lung[J].Lung cancer （Amsterdam，Netherlands），2014，85（2）：276-281.

[2]Vieira T，Girard N，Ung M，et al.Efficacy of first-line chemotherapy in patients with advanced lung sarcomatoid carcinoma[J].Journal of thoracic oncology：official publication of the International Association for the Study of Lung Cancer，2013，8（12）：1574-1577.

[3]Baldovini C，Rossi G，Ciarrocchi A.Approaches to Tumor Classification in Pulmonary Sarcomatoid Carcinoma[J].Lung Cancer （Auckland，NZ），2019，10：131-149.

[4]Weissferdt A.Pulmonary Sarcomatoid Carcinomas：A Review[J].Advances in anatomic pathology，2018，25（5）：304-313.

[5]Pécuchet N，Vieira T，Rabbe N，et al.Molecular classification of pulmonary sarcomatoid carcinomas suggests new therapeutic opportunities[J].Annals of oncology：official journal of the European Society for Medical Oncology，2017，28（7）：1597-604.

[6]Lu S，Fang J，Li X，et al.Once-daily savolitinib in Chinese patients with pulmonary

sarcomatoid carcinomas and other non-small-cell lung cancers harbouring MET exon 14 skipping alterations: a multicentre, single-arm, open-label, phase 2 study[J].The Lancet Respiratory medicine, 2021, 9 (10): 1154-1164.

[7]Vieira T, Antoine M, Hamard C, et al.Sarcomatoid lung carcinomas show high levels of programmed death ligand-1 (PD-L1) and strong immune-cell infiltration by TCD3 cells and macrophages[J].Lung cancer (Amsterdam, Netherlands), 2016, 98: 51-58.

[8]Schrock AB, Li SD, Frampton GM, et al.Pulmonary Sarcomatoid Carcinomas Commonly Harbor Either Potentially Targetable Genomic Alterations or High Tumor Mutational Burden as Observed by Comprehensive Genomic Profiling[J].Journal of thoracic oncology: official publication of the International Association for the Study of Lung Cancer, 2017, 12 (6): 932-942.

[9]Domblides C, Leroy K, Monnet I, et al.Efficacy of Immune Checkpoint Inhibitors in Lung Sarcomatoid Carcinoma[J].Journal of thoracic oncology: official publication of the International Association for the Study of Lung Cancer, 2020, 15 (5): 860-866.